《脊柱伤病1000个为什么》丛书 | 总主编 韦以宗

（第二分册）

脊柱运动与运动力学
100 个为什么

主编 安 平 谭树生 郭勇飞

中国中医药出版社
·北京·

图书在版编目（CIP）数据

脊柱运动与运动力学 100 个为什么 / 安平，谭树生，郭勇飞主编 . —北京：中国中医药出版社，2019.6
（脊柱伤病 1000 个为什么）
ISBN 978 - 7 - 5132 - 5481 - 6

Ⅰ . ①脊…　Ⅱ . ①安…②谭…③郭…　Ⅲ . ①脊柱病 - 防治 - 运动保健 - 问题解答　Ⅳ . ① R681.5-44

中国版本图书馆 CIP 数据核字（2019）第 040566 号

中国中医药出版社出版

北京经济技术开发区科创十三街 31 号院二区 8 号楼
邮政编码　100176
传真　010-64405750
廊坊市晶艺印务有限公司印刷
各地新华书店经销

开本 880×1230　1/32　印张 3.75　字数 63 千字
2019 年 6 月第 1 版　　2019 年 6 月第 1 次印刷
书号　ISBN 978 - 7 - 5132 - 5481 - 6

定价　39.80 元
网址　www.cptcm.com

社 长 热 线　010-64405720
购 书 热 线　010-89535836
维 权 打 假　010-64405753

微信服务号　zgzyycbs
微商城网址　https://kdt.im/LIdUGr
官 方 微 博　http://e.weibo.com/cptcm
天猫旗舰店网址　https://zgzyycbs.tmall.com

如有印装质量问题请与本社出版部联系（010-64405510）

第二分册
《脊柱运动与运动力学100个为什么》
编委会

总 主 编	韦以宗
主　　编	安　平　谭树生　郭勇飞
副 主 编	梁树勇　许运坚　李　玥　李　影
编　　委	（按姓氏笔画排序）
	李建敏　李雪玲　杨　思　林观梅
	林承胜　钟火林　莫鑫中　黎明霞
	磨雪玲
绘　　图	苏曲之
评审专家	邹　培　李俊杰　林远方　王秀光

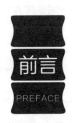

　　《脊柱伤病 1000 个为什么》是一套科普作品，向大众普及人体脊柱解剖结构、运动功能、运动力学知识及常见脊柱伤病的病因病理和诊断治疗、功能锻炼、预防养生的基本知识，共 15 分册，即《脊柱解剖名词 120 个为什么》《脊柱运动与运动力学 100 个为什么》《脊椎错位是百病之源 70 个为什么》《脊椎骨折 80 个为什么》《颈椎病 86 个为什么》《椎间盘突出 84 个为什么》《胸背痛 30 个为什么》《青少年脊柱侧弯 64 个为什么》《腰椎管狭窄症 54 个为什么》《腰椎滑脱 48 个为什么》《下腰痛 30 个为什么》《青年妇女腰胯痛 30 个为什么》《脊椎骨质疏松 54 个为什么》《脊柱保健练功 100 个为什么》《脊柱食疗保健 50 个为什么》。

　　2016 年 10 月 25 日，中共中央国务院发布《健康中国 2030 规划纲要》指出：“大力发展中医非药物疗法，使其在常见病、多发病和慢性病防治中发挥独特作用。”“到 2030 年，中医药在治未病中的主导作用……得到充分发挥。"①

新版《中华人民共和国职业大典》新增的专业——中医整脊科，正是以"调曲复位为主要技术"的非药物疗法。该学科对人类脊柱运动力学的研究，揭示的脊柱后天自然系统，将在防治脊柱常见病、多发病和慢性病以及治未病中起到独特作用和主导作用。

一、脊柱与健康

当前，颈腰病已严重威胁人类的健康，世界卫生组织已将颈椎病列为十大危害人类健康之首。据有关资料表明，颈腰病年发病率占 30%。在老年人疾病中，颈腰病占 43%，并波及青少年。据调查，有 18.8% 的青少年颈椎生理曲度消失、活动功能障碍。

脊柱可以说是人体生命中枢之一，它包括了人体两大系统，即骨骼系统的中轴支架和脊髓神经系统。除外自身疾病，人体的器官（除大脑之外）几乎都受脊髓神经系统的支配。所以，美国脊骨神经医学会研究证明，人体有 108 种疾病是脊椎错位继发。

---

① 《中国中医药报》2017 年 8 月 7 日发表的"中医整脊学：人类脊柱研究对健康的独特作用"。

当今，危及人类生命的肿瘤与癌症，一般多认为是免疫功能障碍所致。中医学将人类的免疫功能称为"阳气"，"阳气者，若天与日，失其所，则折寿而不彰"（《素问·生气通天论》）。而位于脊柱的督脉总督阳经，是"阳脉之海"（《十四经发挥》）。可见，脊柱损伤，不仅自身病变，而且骨关节错位，导致脊神经紊乱而诱发诸多疾病。脊椎移位，督脉受阻，阳气不彰（免疫功能下降），可导致危及生命的病症。因此，脊柱的健康也是人体的健康。

二、中医整脊学对人类脊柱的研究

中医对人体生命健康的认知，是"道法自然""天人合一"的，对脊柱的认识是整体的、系统的、动态的。伟大的科学家钱学森说过："系统的理论是现代科学理论里一个非常主要的部分，是现代科学的一个重要组成部分。而中医理论又恰恰与系统论完全融合在一起。"系统论的核心思想是整体观念。钱学森所指的中医系统论，不仅仅局限在人体的系统论，更重要的是天人合一的自然整体观。

系统在空间、时间、功能、结构过程中，没有外界特定干预，这个系统是"自然组织系统"，又称"自组织系统"。人体生命科学的基本概念是"稳定的联系构成系统的结构，保障系统的有序性"。美国生理学家 Cannon 称为生命的稳态系统，即人体是处在不断变化的外环境中，机体为了保证细胞代谢的正常进行，必须要求机体内部有一个相对稳定的内环境。人类脊柱稳态整体观，表现在遗传基因决定的脊柱骨关节系统、脊髓脊神经系统和附着在脊柱的肌肉韧带系统的有序性。

我们将遗传基因决定形成的系统，称为"脊柱先天自然系统"，即"先天之炁"。如果说，脊柱先天自然系统是四足哺乳动物共同特征的话，中医整脊学对人类脊柱的研究，则揭示了人类特有的"脊柱后天自然系统"，即"后天之气"。

中医整脊学研究证明，人类新生儿脊柱与四足哺乳动物脊柱是一个样的，即没有颈椎和腰椎向前的弯曲。当儿童6个多月坐立后，出现腰椎向前的弯曲（以下简称"腰曲"）；当1周岁左右站立行走后，颈椎向前的弯曲（以下简称"颈曲"）形成。颈曲和腰曲形成至发育成熟，使人类的脊柱矢状面具备4个弯曲——颈曲、胸曲、腰曲和骶曲。这四个弯曲决定了附着脊柱的肌肉韧带的序列，椎管的宽度，脊神经的走向，脊柱的运动功能，乃至脏腑的位置，这是解剖生理的基础。特别是腰曲和颈曲，是人类站立行走后功能决定形态的后天脊柱自然系统组成部分。中医整脊学称之为"椎曲论"，即颈腰椎曲是解剖生理的基础、病因病理的表现、诊断的依据、治疗的目标和疗效评定的标准，是中医整脊科的核心理论之一。

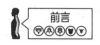

中医整脊学对人类脊柱研究发现另一个后天自然系统，是脊柱四维弯曲体圆运动规律。人类站立在地球上，脊柱无论从冠状面或矢状面都有一中轴线——圆心线。颈椎前有左右各一的斜角肌，后有左右各一的肩胛提肌和斜方肌；腰椎前有左右各一的腰大肌，后有左右各一的竖脊肌。这四维肌肉力量维持脊柱圆运动，维持系统的整体稳态。

由于系统是关联性、有序性和整体性的，对于脊柱整体而言，腰椎是结构力学、运动力学的基础。腰椎一旦侧弯，下段胸椎反向侧弯，上段胸椎又转向侧弯，颈椎也反侧弯；同样，腰曲消失，颈曲也变小，如此维持中轴平衡。

中医整脊学研究人类脊柱发现的脊柱后天自然系统，还表现在脊柱圆筒枢纽的运动力学，以及脊柱轮廓平行四边形平衡理论上。脊柱的运动是肌肉带动头颅、胸廓和骨盆三大圆筒，通过四个枢纽关节带动椎体小圆筒产生运动的。脊柱轮廓矢状面构成一个平行四边形几何图像，从而维持其系统结构的关联性、有序性和整体性。

三、疾病防治的独特作用和主导作用

脊柱疾病的发生，就是脊柱系统整体稳态性紊乱。整体稳态性来源于生命系统的协同性，包括各层次稳态性之间的协同作用。脊柱先天性自然系统的稳态失衡，来源于后天自然系统各层次稳态性协同作用的紊乱。根据系统整体稳态的规律，我们发掘整理中医传统的非药物疗法的正脊骨牵引调曲技术，并通过科学研究，使之规范化，成为中医整脊独特技术。以此非药物疗法为主要技术的中医整脊学，遵循所创立的"理筋、调曲、练功"三大治疗原则，"正脊调曲、针灸推拿、内外用药、功能锻炼"四大疗法，以及"医患合作、筋骨并重、动静结合、内外兼治、上病下治、下病上治、腰痛治腹、腹病治脊"八项措施的非药物疗法为主的中医整脊治疗学。调曲复位就是改善或恢复脊柱的解剖生理关系，达到对位、对线、对轴的目的。

根据脊柱后天自然系统——脊柱运动力学理论指导形成的中医整脊治疗学，成为脊柱常见病、多发病和慢性病共25种疾病的常规疗法，编进《中医整脊常见病诊疗指南》。更重要的是，中医整脊非药物疗法为主的治疗技术，遵循系统工程的基本定律，即"系统性能功效不守恒定律"，是指系统发生变化时，物质能量守恒，但性能和功效不守恒，且不守恒是普遍的、无限的。其依据是：由物质不灭定律和能量守恒定律可知，系统内物质、能量和信息在流动的过程中物质是不灭的、能量是守恒的，而反映系统性能和功效的信息，因可受干扰而失真、放大或缩小，以至湮灭，故是不守恒的。

脊柱疾病的发生，是后天自然系统整体稳态（性能和功效）失衡，影响到先天自然系统的物质和能量（骨关节结构、神经、血液循环和运动功能）紊乱，进而发生病变。中医整脊学非药物为主的治疗方法，就是调整后天自然系统的性能和功效，维护先天自然系统的物质和能量（不损伤和破坏脊柱骨关节结构等组织），是真正的"道法自然"的独特疗法，也必将在脊柱病诊疗中起到主导作用。

另一方面，中医整脊在研究人类脊柱圆运动规律中，发现青年人端坐1小时后，腰曲消失，颈曲也变小，证明脊柱伤病的主要病因是"久坐"导致颈腰曲紊乱而发生病变，因此提出避免"久坐"，并制订"健脊强身十八式"体操，有效防治脊柱伤病。脊柱健，则身体康。中医整脊学对人类脊柱的研究，在治未病中的主导作用，必将得到充分发挥。

综上所述，《脊柱伤病1000个为什么》丛书将有助于广大读者了解自身的脊柱，以及脊柱健康对人体健康的重要性，进而了解脊柱常见疾病发生和防治的规律，将对建设健康中国、为人类的健康事业做出贡献。

世界中医药学会联合会脊柱健康专业委员会

会长　韦以宗

2018年8月1日

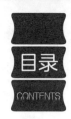

目录

CONTENTS

脊柱运动与运动力学100个为什么

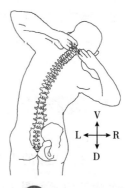

1. 为什么叫脊柱运动功能?

答:脊柱是人体的运动中枢,其在地心引力和离心力的作用下,在周围肌肉和韧带带动下,为适应生活劳动的需要产生的运动功能称之为脊柱运动功能(图1)。

图1　脊柱运动图

(安平、林观梅)

2. 为什么脊柱有运动功能?

答:脊柱之所以有运动功能,一方面是因为人体在地球表面受到地心引力和离心力的综合作用(图2),另一方面脊柱运动系统主要由脊柱骨关节结构、椎间盘和前后纵韧带及关节囊等组成,在地心引力和离心力作用下,通过脊柱周围肌肉、韧带的带动产生伸

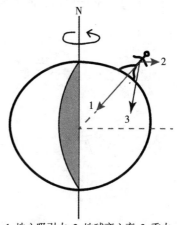

1.地心吸引力 2.地球离心率 3.重力

 地心引力和离心力的综合作用

缩、旋转、屈伸、左右侧屈运动功能。

（安平、林观梅）

3. 为什么生理脊柱有 8 个活动功能，分别是什么？

答：人体的生理脊柱有屈伸、旋转、左右侧屈、伸缩 8 个活动功能（图 3）。人体的生理脊柱由静态的骨关节系统、动态的肌肉韧带系统、脊髓神经调控系统构成。静态的脊柱骨关节系统是由脊柱椎体、椎管和关节三部分组成；动态的肌肉韧带系统由脊柱周围的肌肉及韧带组成；脊髓神经调控系统由脊髓、脊神经组成。结构决定功能，使生理脊柱有屈伸、旋转、左右侧屈、伸缩 8 个活动功能。

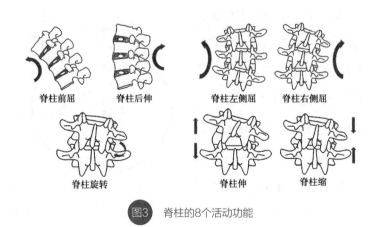

脊柱前屈　　脊柱后伸　　　脊柱左侧屈　脊柱右侧屈

脊柱旋转　　　　　脊柱伸　　脊柱缩

图3　脊柱的8个活动功能

（安平、林观梅）

4. 为什么青少年睡眠后身高要比站立、行走时高？

答：人体椎间盘是含有水分并富有弹性的，特别是在青春发育期。青少年睡眠时，一方面由于椎间盘受到的自身负荷及地心引力小，椎间盘厚度增厚，身高随之增高，而站立、行走时由于椎间盘受到的自身负荷及地心引力大，椎间盘被压扁，厚度变薄，同时脊柱曲度增大；另一方面，人体平躺时脊柱所有纵向排列的肌肉韧带处于舒张状态，椎间盘不受压并随自身弹性而伸长，脊柱曲度因释重而变小，身高变高；站立、行走时因脊柱纵向排列的肌肉收缩带动韧带收缩，椎间盘被压扁，身高相对较平躺时矮（图4）。

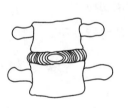
站立，行走时椎间盘

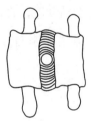
平卧位椎间盘

 不同体位椎间盘的变化

（安平、林观梅）

5. 为什么脊柱运动动力来自肌肉韧带？

答：脊柱本身是固态的，无运动。脊柱的运动是由脊柱纵向排列的肌肉和韧带收缩、舒张产生张力带动的，韧带本身有一定张力，通过张力产生微运动功能，脊柱通过附着于脊柱间肌肉的收缩功能作用于脊柱关节使脊柱产生运动。肌肉收缩分为等张收缩和等长收缩，等长收缩是维持脊柱关节蠕动的主要动力，在静态下脊柱的稳定靠平衡的肌肉等长收缩维持稳定。

脊柱的四维肌肉的等张收缩（长度改变）则产生脊柱的伸缩、前后屈伸、左右侧屈、左右旋转8个活动度，故脊柱运动动力主要来自于肌肉韧带（图5）。

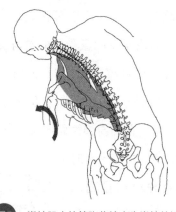

图5 脊柱肌肉的等张收缩产生脊柱的运动

（安平、林观梅）

6. 为什么颈椎有伸缩功能？

答：颈椎有伸缩功能的原因主要有两个方面，一方面是椎间盘的伸缩：人体的椎间盘是含有水分和富有弹性的，椎间盘在一天内高度随体位变化着，人躺下后椎间盘会增厚，久站、久坐后椎间盘会缩短（图4）。另一方面是颈部纵轴走向的肌肉，如前中后斜角肌、肩胛提肌、斜方肌，是构成颈椎运动最人的轴向四维动力肌肉（图6），这四维肌肉的收缩、舒张带动脊柱前后纵韧带及关节囊的收缩舒张，共同完成颈椎的伸缩功能。

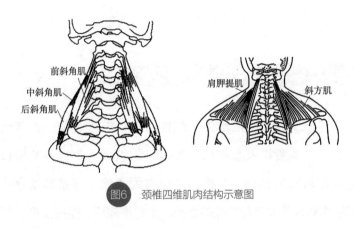

前斜角肌
中斜角肌
后斜角肌
肩胛提肌
斜方肌

图6　颈椎四维肌肉结构示意图

（安平、林观梅）

7. 为什么颈椎运动必须有颈椎的伸缩？

答：颈椎活动是由脊柱纵向排列的肌肉和韧带收缩、舒张产生的，实际上，颈椎活动都有伸缩功能的参与，所谓"前屈""后伸"是就"前"的方位而言；如就局部组织的活动而言，比如颈椎"前屈"指的是前缘组织屈曲、后缘组织伸展，而后伸则是前缘组织伸展、后缘组织屈曲（图7）。脊柱椎体旋转是呈纵向成角的倾斜旋转，每一个动作都包含双向的屈曲

和伸展。其纵轴距离在相应的活动
中伸缩，颈椎的尤为明显。可以说，
在脊柱的运动中，几乎是每一个方
向的活动都需要伸缩才能完成。

（安平、林观梅）

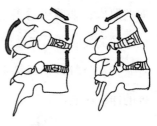

图7　颈椎的伸缩功能

 8. 为什么颈椎能旋转？旋转多少度？

答：颈椎结构由椎体、颈椎间盘、椎体关节、关节突
关节、关节囊以及颈椎四维肌肉组织组成。颈椎关节结构
是其能活动的基础，颈椎四维肌肉的收缩、舒张带动脊柱
前后纵韧带及关节囊的收缩舒张，是颈椎旋转功能的前提。颈
椎正常旋转范围是：左侧旋转 60°~80°，右侧旋转 60°~80°
（图 8）。

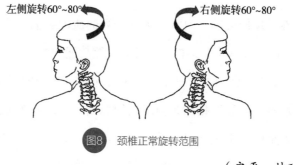

左侧旋转60°~80°　　　　右侧旋转60°~80°

图8　颈椎正常旋转范围

（安平、林观梅）

9. 为什么颈椎旋转度比腰椎大?

答：颈椎旋转度比腰椎大与脊柱的骨关节结构有关，特别是与关节突关节形态结构有关。颈椎关节突关节面呈冠状（图9），利于高度的屈伸旋转、侧弯运动；而腰椎的关节突关节面呈矢状（图10），由于受到位于下关节突外侧隆起的乳突影响而旋转度较颈椎小。

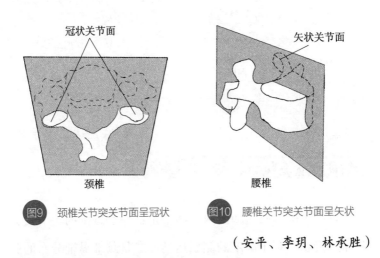

冠状关节面

矢状关节面

颈椎

腰椎

图9 颈椎关节突关节面呈冠状　　图10 腰椎关节突关节面呈矢状

（安平、李玥、林承胜）

10. 为什么颈椎能屈伸? 屈伸多少度?

答：颈椎能进行屈伸运动是由颈椎的形态结构决定的：颈椎的关节突关节面呈冠状，利于高度的屈伸运动；颈椎的前缘肌肉收缩时，带动颈椎节段前纵韧带和椎间盘的前缘收缩，颈椎后部肌肉舒张带动后纵韧带、棘上韧带及黄韧带以及椎间盘后壁舒张，后关节的关节囊前紧后松，关节向前倾斜完成屈曲动作；颈椎做后伸动作时上述组织出现相反的运动，故颈椎能屈伸（图11）。

颈椎屈伸活动度：前屈 35°~45°，后伸 35°~45°。

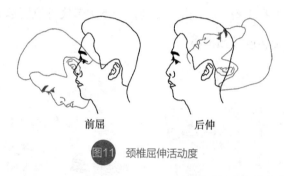

前屈　　　　　　　后伸

图11　颈椎屈伸活动度

（安平、李玥、林承胜）

11. 为什么颈椎能侧屈？侧屈多少度？

答：颈椎侧屈运动由两方面决定：一是颈椎的关节突关节面呈冠状，利于高度的侧屈运动。二是颈部纵轴分布的肌肉韧带系统：颈椎左侧相关肌肉收缩，带动颈椎左侧副韧带、左侧的椎间盘及后关节囊收缩，关节倾斜变窄，颈椎向左侧屈曲；而右侧的相应肌肉舒张，带动颈椎右侧副韧带和椎间盘同时舒张，右侧的后关节关节囊舒张，关节腔增宽，颈椎

向左侧弯。当向右侧弯时，道理
亦然。

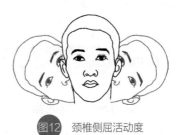

图12 颈椎侧屈活动度

正常颈椎左右侧屈的活动范
围是：左侧屈 35°，右侧屈 35°
（图 12）。

（安平、李玥、林承胜）

12. 为什么上肢运动可带动颈椎？

答：颈椎活动主要由前中后斜角肌、肩胛提肌、斜方肌
提供动力。前中后斜角肌起于颈椎
横突前缘，止于两侧第 1、2 肋骨
面，肩胛提肌和斜方肌起于颈椎横
突后缘而止于肩胛骨。上肢运动带
动肩胛骨活动，肩胛提肌、斜方肌
止于肩胛骨，故上肢运动可带动颈
椎（图 13）。另外，上肢运动带动
胸廓运动，通过颈胸枢纽带动颈椎
活动。

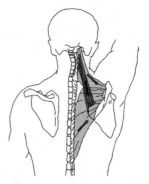

图13 上肢运动带动颈椎侧屈

（安平、李玥、林承胜）

13. 为什么胸椎伸缩范围很小?

答:胸椎的椎间盘自母体形成至发育成熟都是稳定在椎体中间,所以胸椎伸缩范围很小。此外,胸椎结构特殊,首先胸椎上下关节突关节面近似冠状,关节面短而平坦,关节突夹角小,所以限制其活动;其次胸椎体通过肋头关节和肋横突关节与胸廓相连,所以胸椎伸缩范围小(图14)。

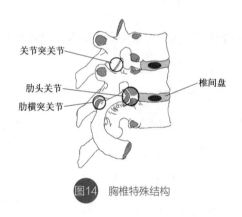

关节突关节

肋头关节
肋横突关节

椎间盘

图14 胸椎特殊结构

(安平、李玥、林承胜)

14. 为什么上段胸椎能侧弯?

答:颈胸段关节突关节面,由于其上关节突关节面是朝向后外,下关节突关节面是朝向前内的,所以实际整个关节面有 2/3 是冠状，1/3 是矢状。同时，由于关节面短而平坦，其关节突夹角小，所以上段胸椎的屈伸范围小，而向外平坦的 1/3 矢状面，有利于其侧弯。此外，颈椎运动由于受到颈胸关节的调控作用于上胸椎，通过与肋头关节及肋横关节协调作用，使上段胸椎侧弯（图 14）。

（安平、李玥、林承胜）

15. 为什么下段胸椎能侧弯？

答：胸腰椎之间是一个特殊化的"插榫关节"（图 15），即上一椎体的下关节突被下一椎体的上关节突外侧的乳突所形成的插榫所紧握；腰椎矢状关节突关节面侧弯，腰椎需倾斜旋转，至胸腰段受插榫关节的制约，至胸 12 以上，近冠状关节的调控，躯干平衡的应力作用下而导致下段胸椎反向侧弯。

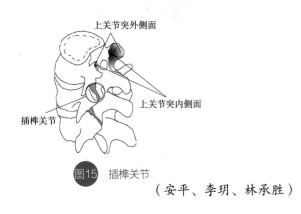

图15 插榫关节

（安平、李玥、林承胜）

16. 为什么胸椎只能屈曲，不能后伸?

答：椎体上下关节突夹角大小（图16）与脊柱的前后弯曲度密切相关。上段胸曲是颈曲的前凸向胸曲的后凸过渡。从颈6开始，其椎体下关节突夹角逐渐减小至胸5，从胸5至胸10椎体，因其夹角小，且椎体棘突相互叠加，限制了椎体的前后活动（表1~表3）。所以，胸椎只能屈曲，不能后伸。

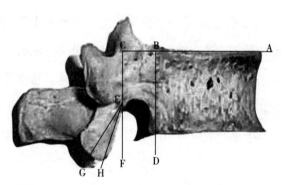

图16　椎体后缘中轴与下关节突关节面夹角测量示意图

表1　颈椎椎体后缘与下关节面间夹角的平均值

椎体	C_2	C_3	C_4	C_5	C_6	C_7
X	39.85°	36.06°	35.87°	30.06°	27.61°	26.39°

表2　胸1~11椎体后缘与下关节面间夹角的平均值

椎体	T_1	T_2	T_3	T_4	T_5	T_6	T_7	T_8	T_9	T_{10}	T_{11}
X	15.44°	13.36°	13.26°	12°	10.55°	8.95°	8.40°	7.60°	6.88°	8.50°	9.45°

表3　胸12与腰椎椎体后缘与下关节面间夹角的平均值

		T_{12}	L_1	L_2	L_3	L_4	L_5
X	内侧缘	9.37°	9.72°	7.79°	7.06°	6.83°	8.76°
	外侧缘	16.68°	17.78°	15.47°	16.29°	14.88°	16.12°

（安平、李玥、林承胜）

17. 为什么腰椎能伸缩？

答：腰椎有伸缩功能的原因主要有两个方面：一方面是椎间盘的伸缩：人体的椎间盘是含有水分和富有弹性的，椎间盘在一天内长度随体位而变化，人平躺后椎间盘会增厚，久站久坐后椎间盘会缩短（图4）；另一方面是腰椎周围纵向分布的肌肉、前后纵韧带及关节囊之收缩舒张作用，特别是腰大肌、竖脊肌收缩舒张作用，加之前后纵韧带起到维系脊柱骨关节稳定的作用，通过肌肉收缩舒张带动脊柱前后纵韧带及关节囊的收缩舒张，共同完成腰椎的伸缩功能（图17）。

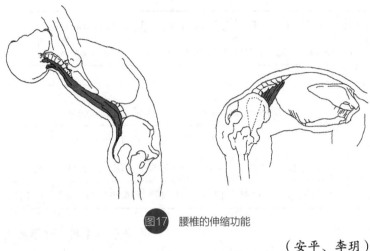

图17　腰椎的伸缩功能

（安平、李玥）

18. 为什么腰椎伸缩表现在坐位和卧位？

　　答：腰椎伸缩运动，其主要表现为椎间盘的伸缩性。韦以宗教授通过对 28 位自愿参加试验的男女青年（17~25 岁）进行 X 线照片动态观察，结果发现坐位 1 小时后较坐前整体腰椎平均缩短 1.2cm（图 18），而且腰椎椎间隙从原来的前宽后窄到坐位后前后等宽，腰椎的曲度变直，脊柱的中轴垂线也从原来落在第 1 骶椎前缘到坐位后转到后缘。坐位下整体腰椎出现短缩。青少年平卧后身高会增加 1.5~2cm。人体脊柱站起伸、坐下缩；卧下伸、站起缩。

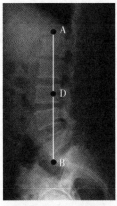

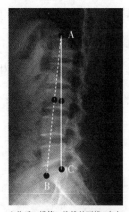

站位：取站位投照的X线侧位片，以第12胸椎下缘作一垂线到达第1骶椎前缘的B点，AB线为测量站位下腰椎的高度。

坐位后：沿第12胸椎的下缘A点向下作一垂线，与B点的延伸线成直角，即连接原来的B点（第1骶椎的前缘）向后延伸，与A线成直角，此为C点。此线（AC线）为坐位后的腰椎高度。AB线和AC线作为站位和坐位后腰椎高度的对比线。

为观察上段腰椎的伸缩度，也从第12胸椎下缘中点的A点与第3腰椎下缘中点的D点作AD线，此为测量站位和坐位后第12胸椎到第3腰椎的距离。坐前的AB线较坐后的AC线平均缩短1.2cm。

图18 青年人坐位1小时后较坐前整体腰椎平均缩短1.2cm

（安平、李玥）

 19. 为什么腰椎能旋转？旋转多少度？

答：腰椎的上下关节突关节面为矢状面，具有内侧缘与外侧缘关节面。下关节突关节面的内侧面夹角小，外侧面夹角大，外侧有一隆起的乳突，此关节面的结构决定腰椎具有旋转功能。下肢在行走运动中一前一后，通过腰大肌的作用带动腰椎的旋转。腰大肌为一长肌，位于脊柱腰部、骨盆两侧缘,其起于胸12椎体及第1~4腰椎横突前缘,行走过程中,身体重量交替加于该侧下肢,骨盆倾斜运动,带动腰大肌等长收缩,使得腰椎不断地发生旋转(图19)。

腰椎正常旋转范围是:左侧旋转60°~80°,右侧旋转60°~80°。

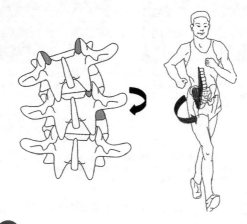

图19 行走时腰大肌等长收缩,使得腰椎不断地发生旋转

(安平、李玥)

20. 为什么腰椎能侧屈?侧屈多少度?

答:腰椎侧屈的主要肌肉是腰方肌,其位于腹后壁,在脊柱两侧,略呈长方形,其内侧有腰大肌,其后方有竖脊肌,二者之间隔有胸腰筋膜的中层,起自第12肋骨下缘内侧和第1~4腰椎横突,止于髂嵴上缘及髂腰韧带。作用:下降和固定第 12 肋，并使脊柱侧屈。受腰神经前支支配。此肌肉被胸腰肌膜所包覆（图 20）。

腰椎正常侧屈度数为 20°~30°。

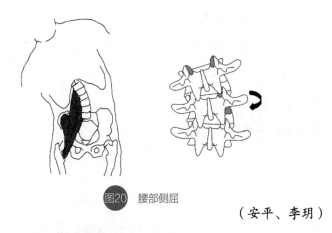

图20　腰部侧屈

（安平、李玥）

21. 为什么腰椎能产生屈伸运动？

答：首先，人站立在地球上受地心引力的影响，同时腰椎有椎间盘，在青春期充满水分，富于弹性，因此在地心引力作用下能产生屈伸功能；另一方面，解剖结构决定其功能，腰椎上下椎体是活动关节以及腰椎上下关节突形成的矢状关节面利于腰椎的屈伸。其次，腰椎的屈伸功能是依靠腰大肌、竖脊肌的收缩实现的，腰大肌等张收缩（即长度改变）产生腰椎前屈的动作，竖脊肌通过等张收缩实现腰椎后伸（图 17）。

（安平、李玥）

22. 为什么腰椎前屈运动角度比后伸运动角度大?

答：人体腰椎椎曲形成后，椎间隙呈前宽后窄，纤维环也呈前宽后窄。每节腰椎结构具有 3 个关节：椎体关节和左右关节突关节。椎体关节由于腰椎椎曲形成，关节距离呈前宽后窄。后关节突关节距离较小（2~3mm），受关节突关节之间的制约导致后伸角度小于前屈（图 21）。

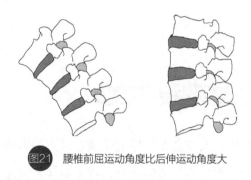

图21 腰椎前屈运动角度比后伸运动角度大

（安平、李玥）

23. 为什么下肢运动可带动腰椎运动?

答：腰臀部的髂腰肌止于股骨小转子，臀大肌止于股骨臀肌粗隆及髂胫束，臀中肌、臀小肌、梨状肌止于股骨大转子。其中，髂腰肌中的腰大肌起到主要作用，腰大肌为一长肌，位于脊柱腰部、骨盆两侧缘，其起于第 12 胸椎及第 1~4 腰椎横突前缘，穿过骨盆边缘止于股骨小转子；通过肌肉连接腰椎与下肢，所以下肢运动都能带动腰椎运动（图 22）。

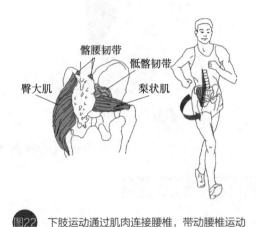

髂腰韧带　骶髂韧带

臀大肌　梨状肌

图22　下肢运动通过肌肉连接腰椎，带动腰椎运动

（安平、李玥）

24. 为什么骶髂关节能升降？

答：骶髂关节的关节结构呈倒 A 字，齿状结构，中间为骶骨，两侧为髂骨，是竖脊肌的起点。一侧下肢上升运动时，在竖脊肌与髂腰韧带作用下同侧髂骨上升，对侧髂骨在肌张力作用下下降（图 23）。

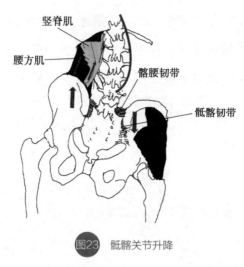

图23 骶髂关节升降

竖脊肌

腰方肌

髂腰韧带

骶髂韧带

（安平、李玥）

25. 为什么骶髂关节会旋转?

答：骶髂关节呈半弧状，同时周围有坚强韧带附着，L4、L5 横韧带及腰大肌带动腰椎旋转的同时也带动骶髂关节旋转（图 22 ）。

（安平、黎明霞）

26. 为什么骶髂关节有前后活动?

答：骶髂关节随着下肢运动产生前后运动，当左侧迈步时，同侧骶髂关节随下肢运动向前，右下肢迈步时，左骶髂关节向后位移（图24）。

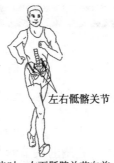

右下肢迈步时，右下骶髂关节向前
位移，左骶髂关节向后位移

 图24　骶髂关节前后活动

（安平、黎明霞）

27. 为什么腰椎侧弯会影响骨盆倾斜？

答：腰大肌在穿过骨盆后和髂肌相连，当腰椎侧弯后，腰椎两侧的腰大肌肌力失衡，联动髂肌肌力失衡，导致骨盆倾斜。另外，第4、5腰椎椎体通过髂腰韧带连接髂骨，腰椎侧弯会通过髂腰韧带带动骨盆倾斜（图25）。

（安平、黎明霞）

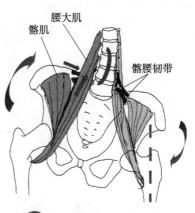

图25　腰椎侧弯会影响骨盆倾斜

28. 为什么侧弯使椎体产生伸缩与旋转运动?

答：人站立及坐位时，脊柱时刻受到地心引力作用产生伸缩。由于椎体结构的特殊性，旋转的情况下会出现高低差。当向右侧弯时，右侧相关的肌肉收缩，带动脊柱右侧副韧带和椎间盘右侧收缩，右侧的关节囊收缩，关节倾斜变窄；左侧的相关肌肉舒张，带动脊柱左侧副韧带和椎间盘左侧同时舒张，左侧的后关节的关节囊舒张，关节腔增宽（图26）。当向左侧弯时，道理也然，只是相应组织出现相反的舒缩。

人体上肢运动，颈椎随之旋转，下肢运动时，骨盆随之旋转，旋转是所有脊柱运动中表现最明显的，也是所有的脊柱病的第一病因。

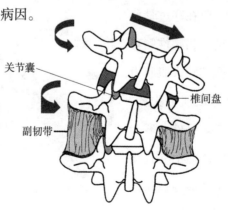

关节囊

椎间盘

副韧带

图26 侧弯使椎体产生伸缩与旋转运动

（安平、黎明霞）

29. 为什么说椎体旋转会引起椎曲改变和脊柱侧弯?

答：人体椎体的旋转可导致脊柱侧弯和椎曲改变。由于脊柱上下椎体之间的关节结构是三角形结构（图 27），而且，前缘椎体关节是冠状面，后缘左右各一的关节突关节是矢状面（颈椎是半矢状面、半冠状面），所以椎体一旦旋转必将倾斜，两侧椎间孔和椎间隙失衡。另一方面，脊柱旋转呈双轴旋转，即内轴为脊关节结构，外轴为四维肌肉动力结构，因此，椎体一旦旋转，则呈纵向成角的倾斜旋转，脊柱随之发生侧弯和椎曲改变。

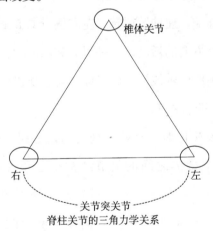

脊柱关节的三角力学关系

图27　脊柱上下椎体之间的关节结构是三角形结构

（安平、黎明霞）

30. 为什么称运动力学？

答：研究运动过程中，来自地心引力和离心力所产生的力的运动规律的学科，称运动力学（图2）。

（安平、黎明霞）

31. 为什么说人体脊柱第一运动是伸缩，第二运动是旋转？

答：引力和离心力是运动力学的两种基本力，引力表现为物质的凝聚，离心力表现为物质的扩散。

脊柱有伸缩、屈伸、旋转、左右侧弯共8个自由度的运动。脊柱各个方向的活动，正是引力和离心力在不同作用平面或作用线围绕中轴线运动的具体体现，所以说引力和离心力是运动力学两大要素。

人站立及坐位时，脊柱时刻受到地心引力作用产生伸缩。脊柱上下椎体之间的关节结构是三角形结构，椎体之间产生屈曲、旋转、侧弯。旋转是伸缩下的旋转——引力＋离心力＝运动力，任何的侧弯、椎曲改变都是源于此力。所以说人体脊柱第一运动是伸缩，第二运动是旋转（图28）。

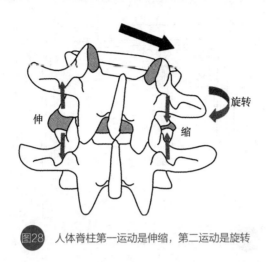

伸　缩　旋转

图28　人体脊柱第一运动是伸缩，第二运动是旋转

（谭树生、李建敏）

32. 为什么说脊柱运动力学有引力？

答：引力，是一切有质量的物体之间产生的互相吸引的作用力。地球对其他物体的这种作用力，叫做地心引力。其他物体所受到的地心引力的方向向着地心。根据牛顿的万有引力定律，任何有质量的两种物质之间都有引力。地球本身有相当大的质量，所以也会对地球周围的任何物体表现出引力。拿一个杯子举例，地球随时对杯子表现出引力，杯子也对地球表现出引力。地球的质量太大了，对杯子的引力也就非常大，所以，就把杯子吸引过去了，方向就是向着地球中心的方向，这个力就是地心引力（图29）。

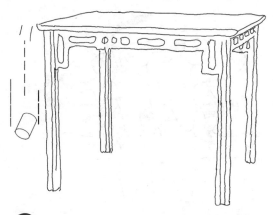

图29 牛顿的万有引力定律（地球对杯子表现出引力）

　　地心引力，在人体表现为重力，在重力作用下，椎体之间的椎间盘承受着相应的负荷（也可称之为压应力），随着时间或岁月的推移，椎间盘的黏弹性对这种载荷的承受能力逐渐降低，也就产生了椎间盘的退变，其他如椎体的退行性变、脊柱附属韧带的退变也与此相关。继而神经根管变窄，神经根受到压迫，出现相应的神经定位体征。

　　另外，人体所受地心引力的方向向着地心，对于直立体位的人，表现为是竖直向下的，但是当人体在运动或活动过程中，重力对椎体、椎间盘前缘、后缘的作用力就会产生很大的差别。同样重要的是，此时体位或运动方式变化所产生的扭转力、剪切力、离心力、肌肉牵张力，以及众多韧带、肌肉、骨骼系统形成的合力，是脊柱及其附属结构退变、劳损、错缝、位移、滑脱等病变的罪魁祸首。

（谭树牛、李建敏）

33. 为什么说脊柱运动力学有离心力？

答：离心力就是物体做圆周运动而产生向心力的反作用力，比如洗衣机的脱水桶就是使用离心运动的原理（图30）。

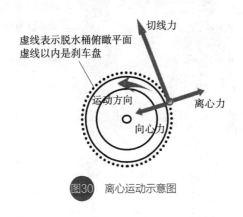

切线力

虚线表示脱水桶俯瞰平面
虚线以内是刹车盘

运动方向

离心力

向心力

图30 离心运动示意图

按照《中国整脊学》的"圆筒枢纽学说"，如果将人体比作圆筒状，则其骨性结构分别为头颅、胸廓、盆腔三个圆筒，脊柱便是轴心支柱（图31）。圆筒，是脊柱运动的起点和支点。圆筒运动过程中，必然存在一定的离心力。这种力，如果能够被脊柱的附属结构（韧带、肌肉、筋膜等）所抵消，则不会发病；否则，就可能造成扭伤、关节绞锁等。

　　三个圆筒，在脊柱的运动过程中是相互协调和同步的，同时也相互制约。若任何一个"圆筒"不同步、不协调，则必然影响或制约另一个"圆筒"，甚至人体这一大的"圆筒"的运动。中国传统的整脊手法，很多都参考了这一力学原理。如腰椎斜扳法、旋转定位扳法等，就是充分利用了离心力对椎间盘产生负压的原理。

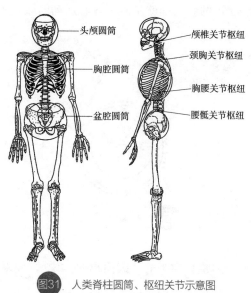

图31　人类脊柱圆筒、枢纽关节示意图

（谭树生、李建敏）

34. 为什么古人用阴阳八卦描述脊柱运动？

　　答：三国时代吕广注释《难经》时，将脊柱用八卦描述，反映了古代医学家对脊柱运动功能的认识（图 32）。

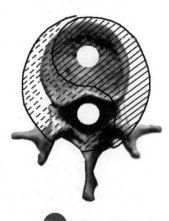

图32　椎体八卦图

吕广将脊柱按八卦类比，显然他是受《易经》影响。有趣的是，如果按《易经》一元生两仪，两仪生四象，四象生八卦的推算法，脊柱的四象比比皆是，如脊柱的颈、胸、腰不同形状和功能的椎体组合有 24 节，是 4 的倍数。脊柱前缘（阴面）是一个椎体关节，背面（阳面）是两个关节突关节；从左右而言，左为阳，右为阴，如此一元生二极，而关节突上下左右各一，共为 4 个，如此组合完成伸缩（升降）、屈伸、左右侧屈和旋转 8 个活动度。这偶合一元（脊柱椎体关节）生两仪（左右关节），两仪生四象（4 个关节突），四象生八卦（8 个活动度），见图 33。

至于吕广的八卦是否有这个含义不得而知，但按《易经》圆运动的规律，脊柱的四维结构，8 个活动度都是围绕中轴垂线为轴心运动的四维组合，也就是骶椎、腰椎、胸椎和颈椎，任何一组出现偏移轴心的倾斜，则相邻一组必须反向倾斜，如此维持中轴的平衡，这也是脊柱绕轴心运动的圆运动规律。

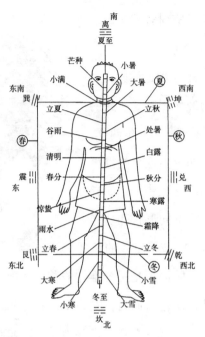

图33 吕广注《难经》手足阴阳流注始终图

（谭树生、李建敏）

35. 为什么说脊柱的运动是"四维 8 个自由度"，而不是"三维 6 个自由度"？

答："三维 6 个自由度"，这是个机械工程学的概念。将脊柱的运动以三维空间 6 大自由活动类型（即前屈、后伸、左右旋转、左右侧屈）加以解释。

而韦以宗教授认为脊柱在矢状面上运动，有前屈、后伸；

在冠状面上的运动有左、右侧屈；在横轴面上，主要是它的旋转运动——但旋转运动不是水平运动，而是椎休倾斜的角状运动（脊柱的关节结构是三角力学关系）；在纵轴轴向上有伸缩性。因此，脊柱的运动，是四维8个活动度，而不是"三维6个自由度"（图3）。

（谭树生、李建敏）

36. 为什么葛宝丰院士说"运动力学问题始终是脊柱外科热门问题"？

答：葛宝丰院士称，因为脊柱是人体运动的中枢，故如何不加重创伤又能使脊柱劳损疾病患者康复，是医学界追求的目标。

与脊柱外科密切相关的力学学科有工程力学、生物力学、运动力学等。人体是个动态的有机的整体，时刻处于机体的新陈代谢当中，又经常处于运动或活动过程中，因此，脊柱的外科干预，不仅要实现静态中稳定，更追求动态过程中的稳定。

对于脊柱外科手术，所追求的就是用最小的创伤，最大限度地恢复患者的解剖结构和功能，必要时，为了功能恢复，去除部分骨性结构，一切都是为了恢复脊柱、脊髓的功能。

脊柱运动力学，是每一个脊柱外科医师，每一次手术几乎都需要思考的问题。外科干预的最终目标是"运动"，这是一个永恒的课题，运动力学的问题必将始终是脊柱外科的热门问题！

（谭树生、李建敏）

37. 为什么叫中医脊柱运动力学理论？

答：公元4世纪，中国三国时代的医家吕广在注解《难经·二难》时，将脊椎24节标注了八卦分布，寓意人体运动规律是符合《周易》一元生两仪，两仪生四象，四象生八卦，八卦生万物，周而复始的圆运动规律的。

吕广的人体八卦，代表了中国传统医学的人体运动观。为了论证脊柱圆运动的规律，韦以宗教授按吕广的启示，尝试从"关系中找到实在"。功能与形态是统一的，那么，要论证脊柱圆运动的规律——即脊柱的功能，在形态结构有"实在"的资质。

韦以宗教授用中文"维系"含义的四维（四象）观察脊柱的形态结构，则四维结构比比皆是。例如：脊柱从侧面观有颈曲、胸曲、腰曲和骶曲，是围绕中轴线的四维弯曲组合（图34）；从冠状面观则有寰枕枢纽、颈胸枢纽、胸腰枢纽和腰骶枢纽4个枢纽关节，围绕轴心线相互调节（图31）。从运动力学的动力角度来看，颈椎前缘左右各一组的前中后斜角肌，起于颈椎横突（左右）前缘，止于两侧1、2肋骨面；后面左右各一组的肩胛提肌和斜方肌起于颈椎横突后缘而止于肩胛骨及肩峰（图6）。在腰椎，前面左右各一的腰大肌，起于第12胸椎及所有腰椎横突前缘，止于股骨小转子；背后是竖脊肌，起于骶骨背面、髂嵴后部、腰椎棘突和胸腰筋膜，止于颈胸椎的棘突、颞骨乳突和肋角（图35、图36）。这前后左右各一的四组肌肉的运动力，维系着轴心产生伸缩、前屈、后仰、左右侧屈和轴向旋转八大活动度。

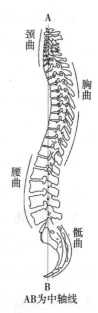

图34 脊柱侧面观

脊柱的运动是"动之始则阳生，动之极则阴生；静之始则柔生，静之极则刚生"的。从椎曲而言，骶曲增大，腰曲

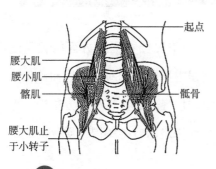

图35 腰椎前：左右两组腰大肌构成腰背前二维

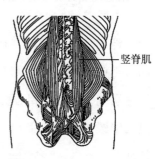

图36 腰椎后：左右两组竖脊肌构成腰背后二维

必缩小，而胸曲增大，颈曲变小；从冠状面而言，骶椎向右倾斜，腰椎必向左侧凸，至胸腰枢纽至胸椎必向右侧凸，至颈胸枢纽以上颈椎必向左侧倾斜，如此形成围绕轴心的圆平衡（图37）。

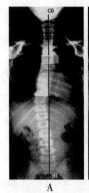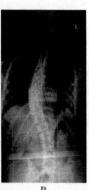

A　　　　　　B

A.女性，7岁，腰椎侧凸向右，胸椎向左，颈椎向右，C0-S1线为脊柱冠状面中轴线。
B.女性，14岁，原发性胸椎侧凸症，正位片骶椎向右，腰椎向左，胸椎向右，颈椎向左。无论侧弯多严重，脊柱整体围绕着一个中轴垂线。

 图37　冠状面脊柱围绕轴心的圆平衡

有机思维，让我们重新认识脊柱的运动力学规律和脊柱圆运动的规律，这就是中医脊柱运动力学理论。

（谭树生、李建敏）

38. 为什么说韦以宗教授研究脊柱运动力学源自中医原创思维?

答：中医原创思维作为中华民族在医学方面的智慧结晶，是在长期的临床实践过程中形成的相对稳定的抽象化解释性系统，内蕴着相对稳定的世界观、认识论和方法论，彰显出中医哲学的生命力，而深深烙印着"中国气质"的文明特征。

韦以宗教授根据中国传统文化中有关宇宙运动的思维，

即《易经》的宇宙运动观，提出了脊柱的运动是圆运动规律，也就是脊柱的四维弯曲体都是围绕着中轴平衡运动的。

综观韦以宗教授提出的中医整脊的三个核心理论——圆筒枢纽学说、脊柱轮廓应力平行四维平衡理论和椎曲论，将现代力学理论与中医传统思维相结合，采用取类比象、整体观等思维模式，将古代朴素唯物主义指导下的思维，与辩证唯物主义指导下的力学理论进行一系列的融合与碰撞、继承和创新，折射出了耀眼的思维火光，形成宏编巨著《中国整脊学》（图38）。

（谭树生、李建敏）

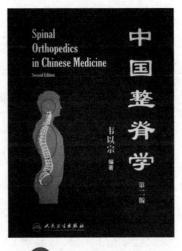

图38 《中国整脊学》书影

---

39. 为什么韦以宗教授研究脊柱运动力学要做动物实验?

答：动物实验，在促进医学科学的发展中起着极其重要的作用。医学离开了实验，就谈不上医学的进步，与临床观察一样，动物实验的出现是医学发展的客观需要。

韦以宗教授为探讨拉伸带动脊柱伸展应力的生物力学关

系，取家兔12只，分3组，每组4只，解剖后保留枢椎以下完整之脊柱及骨盆、髋关节、股骨，不损伤脊柱前纵韧带及所附着之腰大肌及附着于脊柱背侧的肌肉韧带。置于生物力学拉伸测试仪（日本岛津制作所产 AGS–J 系列），上端十字头分别夹枢椎（颈胸腰段）、第1胸椎（胸腰段）和第12胸椎（腰段），下端十字头夹股骨下部，分别做在腰大肌状态下和切断腰大肌状态下，股髋自屈曲位到过伸带动脊柱同样自屈曲位到过伸位的拉伸试验，测定两种不同状态下脊柱各节段的伸展应力（ N/mm^2 ）。结果：在腰大肌状态和切断腰大肌状态下，股—髋—脊柱拉伸后脊柱伸展应力分别为：颈胸腰全段平均为 306.6675 N/mm^2 ： 78.7167 N/mm^2 ；胸腰段为 680.8417 N/mm^2 ： 373.0375 N/mm^2 ；腰段为 1990.7944 N/mm^2 ： 523.0608 N/mm^2 。经统计学分析，具有显著性差异， $P < 0.01$ 。腰大肌拉伸对脊柱伸展应力影响显著，是脊柱伸展运动的主要作用力，颈

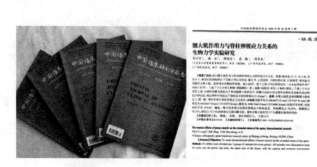

图39　腰大肌作用力与脊柱伸展应力关系论文

胸腰段75%、胸腰段45%、腰段74%的伸展应力源自腰大肌。脊柱运动在腰大肌的作用下产生纵轴伸缩活动度；腰大肌拉伸脊柱伸展—过伸动态下形成颈、腰曲；牵引下肢、过伸悬吊腰椎可解决因病所致脊柱力学紊乱临床问题（图39），从而证明"四维牵引整脊仪"通过牵伸腰大肌解决脊柱劳损疾病的科学性和先进性。

　　韦以宗教授为探讨恒河猴（活体）腰大肌与腰椎运动生物力学的关系，取恒河猴4只，动态X线片观察在正常状态下、切断一侧腰大肌、切断双侧腰大肌时的情况，正位片进行椎体旋转级评价，侧位片测量腰曲弓形面积。结果显示，不同的状态下椎体旋转级数和腰曲的弓形面积都有显著性差异，从而说明腰大肌是腰椎运动和维持腰曲的主要肌肉，是维持腰椎力学平衡的前方二维动力（图40）。

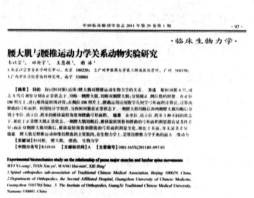

图40　腰大肌与腰椎运动力学关系论文

韦以宗教授的著作《中国整脊学》"一圆一说两论"的理论是建立在大量的实验研究和临床研究基础上的，得到了西方医学的充分认可，不仅是理论上的创新，也是临床治疗学的一大进步。

（谭树生、李建敏）

40. 为什么韦以宗教授研究脊柱运动力学要做 X 线动态观察?

答：脊柱是由 24 块脊椎骨叠加组成（骶、尾椎不计），脊椎椎体在正常脊柱运动中依靠生理曲度在肌肉、韧带协调带动下产生正常活动功能的伸缩、屈伸、旋转、侧屈。各种病理因素导致脊椎椎体板块异常移动是病理核心。

随着现代影像学的发展，CT 和 MRI 在临床上得到普遍应用，CT 和 MRI 必须是卧位进行扫描检查，是静态观察形态结构和器官组织变化的重要手段。在脊柱应用 CT 或 MRI 检查时，可从各层面清晰看到脊柱纵轴轴向的生理结构及病理变化，但忽略了脊柱的轴伸缩性，则各种牵引疗法的治疗作用显得无法理解。

韦以宗教授认为，要了解脊柱运动力学的改变，必须要做站立位的 X 线检查，从 X 片能清楚观察到脊柱力学变化，从而帮助诊断、评估病情以及指导治疗。如冠状面上，正常脊柱在冠状面的平衡应使头部处于骨盆中心,可用枕骨粗隆－臀沟垂直沿线来评价脊柱在冠状面上的偏移(图41)。横轴面上,脊柱在轴向平面上发生旋转,观察脊柱横轴面运动主要在X线上通过观察左右椎弓根原显像点,可以推算椎体的自身旋转(图42)。在病理上,椎体的旋转如不能恢复,可导致椎体倾斜,关节突组成之椎间孔变窄。

所以说,研究脊柱运动力学要做X线动态观察才能反映脊柱真正的力学状态。

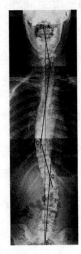

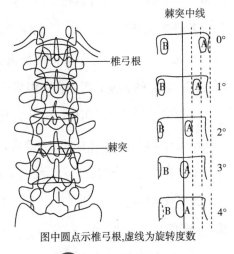

图中圆点示椎弓根,虚线为旋转度数

图41 冠状面上,A、B虚线为中轴垂线,各段侧弯均围绕AB线平衡

图42 椎体横轴面旋转示意图

(谭树生、磨雪玲)

41. 为什么韦以宗教授研究脊柱运动力学开始只提"一说两论",后来才提出"一圆一说两论"?

答:1982年,Dubousset提出脊柱的三维畸形概念,设计纠正脊柱侧凸矫正器。后来的学者研究脊柱力学时,运用物理学的三维空间理论,试图阐释脊柱的运动力学,将脊柱的运动以三维空间、六大自由活动类型(即屈曲、拉伸、左右旋转、左右侧屈)加以解释。脊柱运动若用三维空间理论解释,其升降运动只是在屈、仰中体现,这与脊柱客观运动不符。而这一理论,已有学者指出是机械工程学概念。三维空间理论是静态的,没有考虑重力因素。

韦以宗教授尝试运用传统医学的思维模式,以整体思考代替片段思考,以系统思考代替机械思考,以动态思考代替静止思考,结合脊柱的形态解剖学、运动力学和生物力学的科学理论,先后提出圆筒枢纽学说、椎曲论、椎体椎板移动论,即"一说两论"(图43)。

为了论证脊柱圆运动的规律,韦以宗教授按吕广的启示,尝试从"关系中找到实在"。功能与形态是统一的,那么,要论证脊柱圆运动的规律——即脊柱的功能,在形态结构有"实在"的资质。

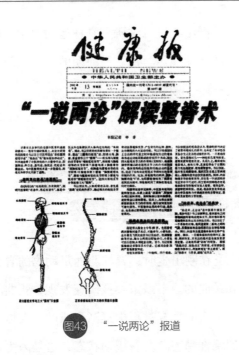

图43 "一说两论"报道

脊柱骨性运动的方向力，源自附着于脊椎的四维肌肉结构的动力。

为了证实脊柱的升降运动，韦以宗教授对28名青年站立位和端坐位1小时后之椎体进行动态观察，结果是：青年人在端坐1小时后腰椎整体下降1.2cm。同时，颈椎在平躺位和站立位，也有1cm左右的伸缩，从而证明脊柱运动是八个活动度，即纵轴向伸缩、矢状面的屈仰、冠状面的侧屈、横轴面的旋转。从资料研究解释了关系，说明了脊柱形态结构也是按周而复始的圆运动规律形成的。

韦以宗教授用有机思维研究脊柱运动力学，提出了脊柱四维弯曲体圆运动规律学说。与前期的"一说两论"组成整脊学理论"一圆一说两论"。

（谭树生、磨雪玲）

42. 为什么韦以宗教授说人类脊柱的颈曲、腰曲是人类与哺乳动物的区别？

答：人类在刚出生时，脊柱与四足动物的脊柱一样，是没有腰曲和颈曲的。韦以宗教授研究发现，腰曲、颈曲是儿童在站立行走后的发育过程中逐渐形成的。人体下肢前后行走时可摸到腰椎棘突有左右摆动状态，这是因为椎体前的腰大肌向前牵拉所致，当左下肢向前、右下肢在后时，起于左侧腰椎横突前缘的腰大肌受到牵拉，出现椎体向左摆动旋转，上段腰椎向右侧弯。同理，右下肢向前，椎体向右摆动旋转，上段腰椎向左侧弯。而所有向前跨步时的腰曲均较原站立位时增大，表明腰大肌在下肢运动时，因发育期纤维环和椎间盘的弹性和可塑性，当下肢跨步行走时其向前的牵拉力增强，椎间隙出现了前宽后窄，椎体的骨骺软骨环也逐步随发育出现前宽后窄，连接椎体的纤维环也逐步前厚后薄，至发育成熟趋于稳定，形成了正常的腰曲。站立后人类为维持中轴平衡，在前后纵韧带的作用下形成颈曲。以上为人类站立适应劳动，站立行走功能是人类特有的，而哺乳四足动物不能站立行走，因而没有形成颈曲、腰曲（图44）。因此说，人类脊柱的颈曲、腰曲是人类与其他哺乳动物的区别。

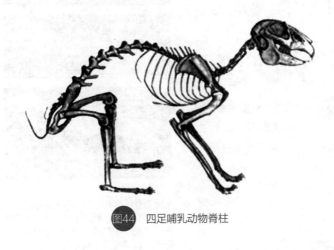

图44　四足哺乳动物脊柱

（谭树生、磨雪玲）

43. 为什么人类新生儿无腰曲？

答：遗传基因和功能需要决定人体结构，达尔文认为进化的动因在于自然选择的作用。人体的脊柱结构，在胚胎时期，可以体现其遗传特性，即从节肢动物到四足脊椎动物和胎儿的外观，均可看到遗传特性（图45）。新生儿与胎儿一样，胸椎、腰椎、骶椎是在同一弯曲度上的，没有腰曲（图46）。

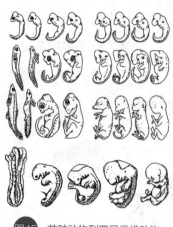

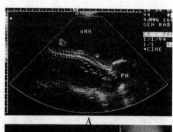

A

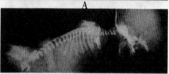

B

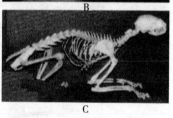

C

 图45　节肢动物到四足脊椎动物和胎儿的外观

图46　新生儿与胎儿胸椎、腰椎、骶椎在同一弯曲度上

A.胎儿脊柱纵观（孕20周FH-胎头），自颈、胸、腰、骶至尾椎，两条排列整齐平行光带清楚可见颈胸段的弯曲——脊椎动物共有的颈胸弯曲
B.新生儿脊柱（与四足动物脊柱类似）
C.脊椎动物（猴）的脊柱

（谭树生、磨雪玲）

44. 为什么人类新生儿无颈曲？

答：新生儿与胎儿一样，没有颈曲（图47），胸椎、腰椎、骶椎在同一弯曲度上。为适应"喘息反应"，仅在颈胸段出现向前的弯曲，这是所有脊椎动物都有的颈胸曲，活动时颈胸椎连同运动。只有在站立行走后，由于腰大肌的牵拉，

为维持中轴平衡，在前后纵韧带作用下才形成颈曲。

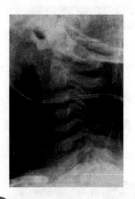

图47　足月产新生儿的脊柱侧位
片示颈椎无椎曲

（谭树生、磨雪玲）

45. 为什么说人类新生儿脊柱和四足哺乳动物一个样？

　　答：四足哺乳动物的整个颈椎几乎呈一直线，与头胸相连如Z状，大范围的屈伸主要发生于颈7及胸椎相邻之关节，胸椎有向背之椎曲，并延续至尾椎（图46）。人类脊柱胚胎第7周，开始"喘息反应"时，出现颈胸段向前的弯曲，直至胎儿期与新生儿期，头颅均与脊柱在一轴线上。此弯曲无颈4~5椎前凸的颈曲，仅作为颈胸枢纽，这是所有脊椎动物都有的颈胸曲。故新生儿脊柱与四足哺乳动物是一样的。

（谭树生、磨雪玲）

46. 为什么儿童坐位后出现腰曲?

答: 人类的腰曲是在幼儿由爬行到坐位和直立行走后才出现。韦以宗教授实验发现，猴子经常坐位运动，也可出现腰曲，就是最好的证明（图48）。所以说儿童坐位时，在躯体的纵轴垂力作用下，逐渐出现了腰曲（图49）。

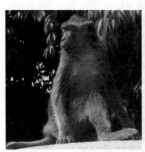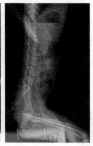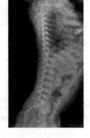

 猴子坐位图　　图49 健康幼儿7个月，能坐、爬，腰曲出现

（谭树生、磨雪玲）

47. 为什么儿童站立行走后出现颈曲?

答: 当儿童由坐到站立行走之后，胸腰椎椎体受上半身重力的应力需要，发育即随重力大小而上小下大，至发育成熟，形成颈椎小，胸椎往下一个比一个大，到腰椎为最大的"塔形"结构排列（图50）。从儿童站立行走开始，腰大肌在下肢运动下随着发育期纤维环和椎间盘的弹性和可塑性，当下肢跨步行走时其向前的牵拉力增强，椎间隙出现了前宽后窄，椎体的骨骺软骨环也逐步随发育出现前宽后窄，连接椎体的纤维环也逐步前厚后薄，至发育成熟趋于稳定，形成了正常的腰曲。根据脊柱功能解剖学进化论、整体观，按照牛顿第三定律延伸构成平行四边形力线数学定律排列（爬行时长方形力线，站立后遵循脊柱轮廓平行四维平衡力线），根据Wolff定律，主要是腰曲出现后，躯体为适应脊柱轮廓平行四维平衡——腰骶角与寰椎角的平衡角相平衡，以第4颈椎为顶角的颈曲角相平，产生向前弯的颈曲（图51）。颈曲和腰曲均为适应功能需要出现。

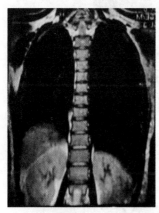

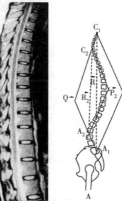

图50 脊柱"塔形"结构排列

图51 脊柱轮廓平行四边形四维平衡图

（谭树生、磨雪玲）

48. 为什么能坐不能站立行走的脑瘫儿童只有腰曲无颈曲?

答：颈曲是儿童站立行走后，人体为适应脊柱轮廓平行四维平衡规律，在前后纵韧带拉力作用下，逐渐出现的。能坐不能站立行走脑瘫儿童，只形成了较小的腰曲，无法有颈曲的出现（图52）。

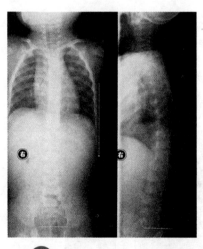

图52　一岁六个月脑瘫儿童能坐
不能站，只有腰曲无颈曲

（谭树生、磨雪玲）

49. 为什么只能爬不能坐站的脑瘫儿童无腰曲无颈曲?

答：对于发育迟缓的脑瘫患儿，若只能爬不能坐时，脊柱轮廓应力与四足哺乳动物类似，脊柱水平力线无应力作用刺激，胸腰椎体大小一样、椎间隙无改变，下肢股骨小转子对腰大肌牵拉作用小，不能形成腰曲、颈曲（图53）。

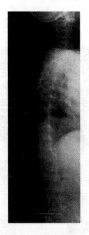

图53 一岁脑瘫儿童不能爬不能坐站，无腰曲无颈曲

（谭树生、磨雪玲）

50. 为什么说人类颈腰曲不是遗传的？

答：人类在胚胎晚期和新生儿期，整个脊柱只有一个向后凸的曲度，头和膝相接近，呈虾米状，胚胎整个发育时期，脊柱与四足动物是一样的。在胚胎第7周，开始"喘息反应"时仅出现颈胸段向前凸的曲度，直到婴儿开始坐位时，头逐渐抬起，颈段脊柱就形成一个向前凸出的曲度，至9、10月婴儿练习行走时，腰椎前面的髂腰肌将腰脊柱向前牵拉就形成了腰脊柱向前凸的曲度。相反，一些先天性脑瘫的人，终身不能站立步行，而没有正常人的腰曲（图54、图55）。所以说颈腰曲不是遗传的。

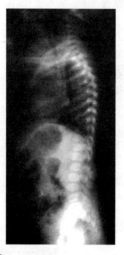

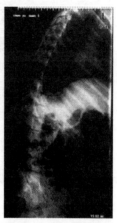

男，5岁，先天性脑瘫，不能站立行走，腰曲不明显。

 图54 四岁脑瘫儿童不能站立行走，腰曲不明显

 图55 先天性脑瘫患儿的X线片

（谭树生、磨雪玲）

51. 为什么说人类颈腰曲是运动力学决定的？

答：人体运动力学是运用力学原理研究维持和掌握身体的平衡，以及人体从一种姿势变成另一种姿势时身体如何有效协调的一门科学。人类颈腰曲度是适应运动力学而形成的，

颈椎的曲度可增加颈椎的弹性，起到一定的缓冲震荡的作用，防止大脑的损伤。腰椎的自然曲度能使脊柱富有弹性，缓冲和分散运动给躯干带来的震动冲击。韦以宗教授通过动态下X线片观察，得出结论：人类在坐位和站立行走后，由于腰大肌的牵拉作用形成了腰曲。腰曲出现后，脊柱轮廓为了适应平行四边形结构的数学规律，逐步出现了颈曲。由此可见，颈腰椎的曲度关系密切，腰椎是脊柱运动力学的基础，腰曲可通过脊柱韧带的传导力对颈曲产生影响。临床上腰曲增大，颈曲也随之增大；腰曲变直，颈曲也反弓；腰骶角紊乱，寰枢关节也错缝（图56）；反之，当腰曲改善或恢复时，颈曲也能随之改善和恢复正常，如此构成脊柱的动态稳定系统。所以，运动力学理论决定了人类颈腰椎的曲度。

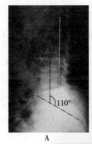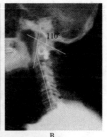

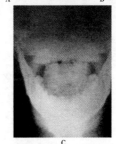

腰骶角与寰椎角相互平衡关系X线显像：
A.腰骶轴交角变小，椎曲变直
B.寰椎角变小，颈曲变直
C.枢椎侧偏

图56　腰骶角紊乱，寰枢关节也错缝

（梁树勇、谭树生）

52. 为什么说人类颈腰曲决定了脊柱的运动功能？

答：人类正常的脊柱运动功能包括伸缩在内的屈曲、后伸、左右旋转和左右侧屈，以颈椎和腰椎较为明显。

脊柱运动幅度大小主要是由椎骨关节突关节面的定向和椎间盘决定的。就整体而言，则是由椎曲所决定，因为其运动环节，即椎骨关节和椎间盘的定向和大小，均是组成椎曲的基础，所以椎曲也反映了这些结构的关系。与胸椎比较，颈椎段和腰椎段有较大的灵活性，主要是其椎曲弧度较大，尤其是旋转功能（图57），轴向旋转范围大小取决于其周围的半径和椎骨关节间距。

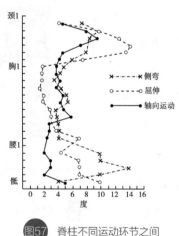

图57 脊柱不同运动环节之间和环节内运动的范围

（梁树勇、谭树生）

53.为什么腰椎旋转功能障碍者腰曲消失?

答:人类椎曲是在1~25岁的成长发育过程中逐渐形成的。椎曲决定了椎管的大小、神经根孔的大小等,椎曲也决定了脊柱的八大活动度,特别是旋转度,受椎曲影响最明显。椎曲一旦发生异常改变,椎体及关节突关节必然产生位移,如此带动椎间盘纤维环的扭曲或撕裂,出现椎间盘突出,神经根受损等病理改变(图58)。因此,腰曲消失是腰椎旋转功能障碍的病理基础。

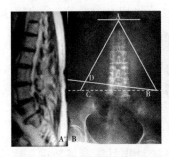
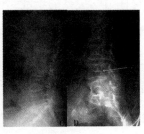

女性,52岁,病变后椎曲代偿性异常,MRI和X线片显像。
A.MRI显示:腰1、腰2、腰3、骶1椎间盘不同程度膨出、突出,腰2~腰5椎体边缘及椎小关节见骨质增生,部分黄韧带肥厚,相应硬膜囊受压。腰5、骶1椎间盘退化,骨桥形成。
B.正位X线片显示:骨盆向左倾斜,骶尾椎侧弯,腰椎向右侧弯,腰5、骶1关节发白(钙化),正常的竖脊肌力线AB和AC因侧弯而失衡,骨盆右侧升高,形成了AD线,即其代偿力线。
C.侧位片显示:椎曲变直,腰5、骶1椎间盘退化,骨桥形成,腰4、腰5后序列紊乱,腰4轻度向前移。
D.斜位片显示:腰5右侧椎弓峡部裂(箭头所指)。

图58 椎曲紊乱病理改变病例

(梁树勇、谭树生)

54. 为什么颈腰椎曲测量必须用弓形面积测量法？其正常值是多少？

答：目前，有较多学者对颈曲采取 C_2 和 C_7 下缘连线夹角测量法作为颈曲值，用 Seze 测量腰曲值，但是，临床上颈曲和腰曲病理变化有上段变直下段弯曲、上段弯曲下段变直或全直甚至反弓的类型。在此情况下，夹角颈曲值和腰椎弓顶距离就失去了观测价值。弓形面积测量法，较客观地反映了椎曲整体的形态、面积的改变。临床上颈、腰椎曲的改变，既是脊柱力学关系的紊乱，也导致其内含的神经、组织损伤而出现症状。所以，整脊学将椎曲的改变视为诊断的依据、治疗的目标和临床疗效评价的标准。自 20 世纪 80 年代以来，国内已有不少学者在运用手法治疗颈腰椎病时，也十分重视对椎曲的调整。但对颈、腰曲的改变尚无量化的指标。因此，对椎曲弓形面积进行计算，并统计出其正常值范围，将为临床观察椎曲的改变提供数据化的观测方法（图 59），为整脊疗法的标准化提供依据。

正常颈曲弓形面积为均值（$\bar{x}$）14.10cm^2（标准差 2.86cm^2），正常腰曲弓形面积为均值（$\bar{x}$）32.36cm^2（标准差 5.26cm^2）。

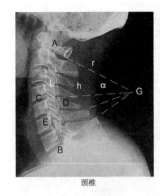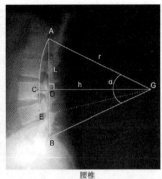

颈椎　　　　　　　　　　　　　腰椎

图59　颈腰椎曲弓形面积测量法

（梁树勇、谭树生）

55. 为什么有韦以宗颈腰椎曲分级标准？其标准是如何划分的？

答：临床上颈腰椎曲的改变，既是脊柱力学关系的紊乱，也因此损伤其内含的神经组织而产生症状。整脊学将椎曲的改变作为诊断依据、治疗目的和疗效判断的标准。这是与很多学科不一样的地方，具有客观的数据来说明脊柱劳损疾病的诊断、治疗目的及效果。韦以宗教授根据站立位拍摄的颈腰椎侧位片形态改变和椎曲弓形面积，把颈腰椎曲改变分为5级（表4）。

表4　韦以宗颈腰椎曲分级标准

级别	颈曲		腰曲	
	弓形面积（cm²）	形态	弓形面积（cm²）	形态
Ⅰ（正常）	10~16（含10）	正常	28~39（含28和39）	正常
Ⅱ（良好）	5~10（含5）	减小	16~28	减小
Ⅲ（尚存）1型	1~5	显著减小	0~16（含16）	显著减小或上直下曲
2型	1~5	上直下曲或上弓下曲、下弓上曲	0~16（含16）	上弓下曲
Ⅳ（消失）	0	变直	0	变直
Ⅴ（差）1型	负数	反弓	负数	反弓或上弓下直
2型	>16	椎曲加大	>39	椎曲加大

（梁树勇、谭树生）

56. 为什么说人类颈腰椎曲的形成决定了椎间盘的运动？

答：人类的颈、腰椎有向前的弯曲，椎间隙是前宽后窄，从而决定了椎间盘在椎间隙的高低及其所承受脊柱压应力之大小。同时人类颈曲、腰曲之髓核，也从脊椎动物遗传基因位于椎间隙中间的稳定性、无运动性，而演变成能向前滑动的不稳定性和能动性（图60）。屈伸和侧屈（左右）范围决定于椎体之间和关节突关节的距离，椎体相互之间的旋转度，则取决于维系椎体关节之椎间盘的宽度及弹性。如果从脊柱整体而言，其轴向旋转则取决于椎曲之弧度。运动力学研究表明，椎曲的半径越大，旋转范围就越大（图57）。所以说，人类颈腰椎曲的形成决定了椎间盘的运动。

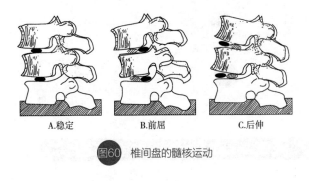

A.稳定　　　　B.前屈　　　　C.后伸

图60　椎间盘的髓核运动

（梁树勇、谭树生）

57. 为什么说人类新生儿的椎间盘是静态的?

答：人类新生儿在出生时，脊柱与四足脊椎动物一样，没有颈曲和腰曲，其髓核处于椎体之间的中间部位。此时新生儿的脊柱处于相对静止状态，只有脊柱在轴向上主动伸长、压缩、后伸、侧屈和轴向旋转时，椎间盘才有相应的运动，新生儿处于平卧休息状态，椎体不承受轴向重力的作用，所以其椎间盘是静态的（图61）。

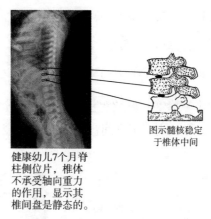

图示髓核稳定
于椎体中间

健康幼儿7个月脊
柱侧位片，椎体
不承受轴向重力
的作用，显示其
椎间盘是静态的。

图61 新生儿椎间盘髓核处于中间部

（梁树勇、谭树生）

58. 为什么说上段胸椎大部分椎间盘不能运动？

答：上段胸椎大部分椎间盘的髓核处于纤维环内中心部位（图62），前后椎间盘高度一样，髓核不能滑动；再加上胸

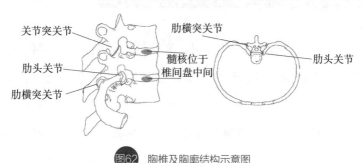

关节突关节

肋头关节

肋横突关节

肋横突关节

髓核位于
椎间盘中间

肋头关节

图62 胸椎及胸廓结构示意图

椎上段大部分由肋骨组成的胸廓限制了胸椎的运动，所以与其相关联的胸椎椎间盘是不能运动的。

（梁树勇、谭树生）

59. 为什么最下段胸椎椎间盘有运动？

答：最下段胸椎有类似于腰椎的椎体与椎间隙的结构，椎间盘出现前高后低的改变，髓核向前位移（图63）；同时，下段胸椎关节突关节面从冠状位逐渐向矢状位过渡，相对于上段胸椎稳定性下降，可以做旋转、屈伸等动作，其相应的椎间盘也随之运动，所以说最下段胸椎椎间盘有运动。

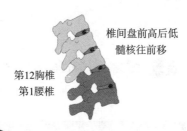

椎间盘前高后低
髓核往前移

第12胸椎
第1腰椎

图63 最下段胸椎椎间盘髓核向前位移示意图

（梁树勇、谭树生）

60. 为什么说椎间隙的高低决定椎间盘的位置？

答：当人体站立行走后，颈、腰椎曲出现，颈曲、腰曲呈现前宽后窄，围绕髓核的纤维环在颈腰椎曲部位也是前厚后薄，髓核在脊椎椎间隙的位置随椎曲应力发生位移，即逐渐移至椎间隙的前缘。而上段大部分胸椎因椎间隙是平行的，髓核仍处在脊椎椎间隙的中间位置。所以说椎间隙的高低决定了椎间盘的位置（图64）。

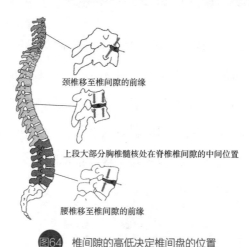

颈椎移至椎间隙的前缘

上段大部分胸椎髓核处在脊椎椎间隙的中间位置

腰椎移至椎间隙的前缘

图64 椎间隙的高低决定椎间盘的位置

（梁树勇、谭树生）

61. 为什么颈腰椎间盘的髓核会在椎间隙前缘？

答：人类新生儿脊柱的椎间盘髓核稳定在椎体间隙中间，当小孩发育至6个月会坐后，腰椎生理曲度形成，1周岁站立行走后，颈椎生理曲度形成。颈腰椎曲的形成改变了椎体对椎间盘的压力，在脊柱活动中，椎体挤压应力下，髓核被压向前缘，故颈腰椎间盘的髓核在椎体前缘（图64）。

（郭勇飞、杨思）

62. 为什么说颈腰椎间盘的液状载体运动是椎曲出现后才形成的?

答：人类新生儿的髓核稳定在脊柱椎体间隙的中间，当婴儿会坐后，腰椎生理曲度形成，1周岁站立行走后，颈椎生理曲度形成。颈椎及腰椎椎曲形成后，在椎体挤压应力下，髓核被推向椎体的前缘，原来髓核所处的空间就被水分填充，形成了髓核的一种静态的液状运动，所以说颈腰椎间盘的水分是椎曲出现后才形成的（图65）。

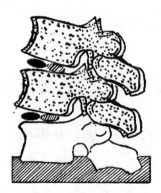

 椎曲形成后，椎体后缘压应力将髓核压向前方，原来位置出现空间而充盈水分，液状载体形成

（郭勇飞、杨思）

63. 为什么颈腰椎间盘能前后左右活动?

答：脊柱除具有支持和保护功能外，还有灵活的运动功能。虽然在相邻两椎骨间运动范围很小，但多数椎骨间的运动累计在一起，就可进行较大幅度的运动，其运动方式包括屈伸、侧屈、旋转和伸缩等。脊柱各段的运动度不同，这与椎间盘的厚度、椎间关节的方向等制约因素有关。

颈腰椎曲形成后，在椎体压应力的作用下，将髓核推向椎体的前缘，原来髓核所处的空间被水分填充，形成了髓核的静态液状运动，所以颈腰椎间盘能前后左右活动。而胸椎的椎间盘由于髓核一直稳定在椎间盘的中间，且其活动度也比颈椎及腰椎差得多（图64）。

（郭勇飞、杨思）

64. 为什么说颈腰椎曲的变化会影响椎管的容积?

答：颈腰椎曲的形成，椎体间的序列决定了椎管的容积，而椎管的容积是由椎管的长度及宽度决定的。首先，椎管的长度是依赖每一块椎体的椎孔叠加而成，这叠加是依据椎体排列的方向，即椎曲决定的。所以脊柱生理性伸屈和侧弯时，骨性椎管的长度随之改变。

韦以宗教授做了个实验，取尸体干燥的腰椎骨骼标本，用塑胶代替椎间盘制成腰椎正常腰曲、变直、曲度增大三种模型（图66）。用薄的有弹性的塑料管套进椎管，然后分别灌注钡溶液并测量容量，结果显示，不同曲度的腰椎，其椎管容量不等（图67），正常腰曲容量最大。

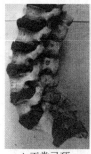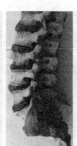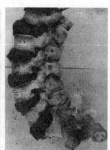

A.正常弓顶　　B.变直弓顶　　C.加大弓顶
　距离1.8cm　　　距离0.5cm　　　距离2.5cm

 腰椎的三种模型

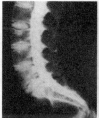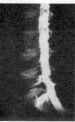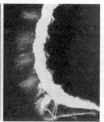

A.正常弓顶距离1.8cm，　B.变直弓顶距　C.加大弓顶距离2.5cm，
　钡容量50mL　　　　　离0.5cm，钡　　钡容量47.02mL
　　　　　　　　　　　　容量45.5mL

 灌注钡溶液后的腰椎

（郭勇飞、杨思）

65. 为什么说颈腰椎曲的变化会影响椎间孔的大小?

答:椎间孔是由椎骨的椎下切迹和下一块椎骨的椎上切迹构成。椎间孔是节段性脊神经出椎管,以及供应椎管内软组织和骨结构血运的血管及神经分支进入椎管的门户。上下界为椎弓根,前界为椎体和椎间盘的后外侧面,后界为椎间关节的关节囊,黄韧带外侧缘亦构成部分椎间孔后界。颈腰椎曲的形成决定了每个颈腰椎体的排列顺序,而颈腰椎体的排列方向直接影响了椎间孔的大小,一旦椎曲改变,上下关节突位置发生改变,如倾斜、旋转,则椎间孔容积变小,所以说颈腰椎曲的变化会影响椎间孔的大小(图68)。

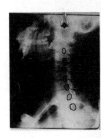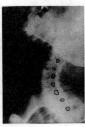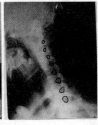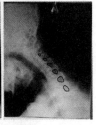

图68 颈椎斜位片示不同曲度椎间孔的变化

(郭勇飞、杨思)

66. 为什么说颈腰椎曲的改变会影响脊髓和马尾神经所占空间的大小？

答：颈腰椎生理弯曲的形成决定了正常的颈腰椎管的容积。脊髓和马尾神经位于椎管内，它们占位的大小与椎管的大小相关，而椎管容积的大小决定于椎曲的形成。正常的颈腰椎曲活动下椎管的容积变化不大，一旦椎曲改变，椎体移位，会形成椎管狭窄，所以说颈腰椎曲的改变会影响脊髓和马尾神经所占空间的大小（图69）。

（郭勇飞、杨思）

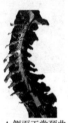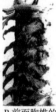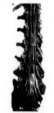

A.侧面正常颈曲 下脊神经与脊 髓的排列　　B.前面胸椎的 脊神经走向　　C.腰椎马尾 神经走向

图69　颈腰椎曲的改变会影响脊髓和马尾神经所占空间的大小

67. 为什么说颈腰椎曲的改变会影响肌肉韧带的收缩功能？

答：颈腰椎生理曲度形成后，附属于脊柱周围的肌肉韧带，也随着椎曲的形成而顺应其力学结构形成相应的长度、宽度，维系脊柱的肌肉也因正常椎曲而适应其等长收缩及等张收缩功能所需的长度及肌容积。一旦颈腰椎曲发生病理性改变，必然导致所附着的肌肉等长收缩、等张收缩的失衡，所附着的韧带的长度、宽度也失衡（图70）。

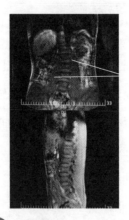

图70　腰椎侧弯致左右腰大肌长度和宽度发生改变（指示线所指）

（郭勇飞、杨思）

68. 为什么说颈椎椎曲的改变会影响椎动脉的循环？

答：椎动脉沿颈6横突孔上行，进入颅腔组成基底动脉。该动脉的走行依正常颈曲排列（图71）。一旦颈椎椎体发生旋转、倾斜，椎曲产生异常改变，行于颈椎横突孔的椎动脉会发生扭曲，其扭曲程度与颈曲异常程度有关。临床上，从颈椎正位和侧位X线片可以观察到颈椎顺序的改变和颈椎曲度的异常，如正位的钩椎关节不对称，侧位椎体阶梯改变，曲度异常，这些颈椎 X 线片异常者多合并颈椎动脉供血不足而出现头晕症状，所以说颈椎曲的改变会影响椎动脉的循环。

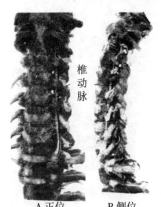

A.正位　　　　B.侧位
颈椎动脉穿过横突孔（正常尸体标本）

 图71　颈椎曲的改变会影响椎动脉的循环

（郭勇飞、杨思）

69. 为什么说腰椎椎曲的改变会影响到腹部脏器的位置？

答：脊柱为人体的中轴，颈腰曲的形成，决定了躯体与脊柱相关组织的形态结构及与脊柱的相互关系。正常发育形成的腰曲，是正常生理功能所必须依赖的形态结构。从解剖上理解，横膈以下脏器，如肝、胆、脾、胃、胰腺、肠、子宫等脏器的维系韧带均附着于后腹膜，而后腹膜的形态是根据腰椎曲度排列形成的，故腰曲的形成决定了腹部脏器的位

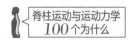

置（图 72）。

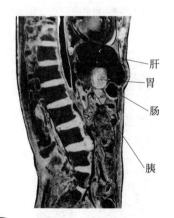

肝

胃

肠

胰

 腰椎椎曲的改变影响腹部脏器的位置

（郭勇飞、杨思）

70. 为什么说腰大肌的运动会影响到腰曲的形态?

答：韦以宗教授用站立跨步实验证明了腰大肌运动对腰曲的影响：当左下肢向前，右下肢向后时，起于左侧腰椎横突前缘的腰大肌张力牵拉，出现椎体向左旋转；而右下肢处站立位，腰大肌处于固定状态，因而出现上段腰椎向右侧弯。同理，右下肢向前，椎体也向右旋转，上段腰椎向左侧弯，而所有向前跨步的腰曲均较原站立位增大（图 73~ 图 75）。

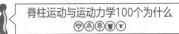
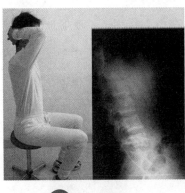

图73 坐位下腰曲小

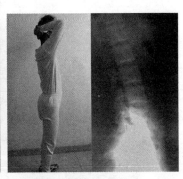

图74 站立位腰曲较坐位大

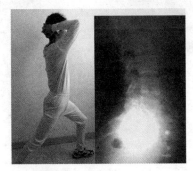

图75 跨步位腰曲较站位大

（郭勇飞、杨思）

71. 为什么说颈曲是脊柱前后纵韧带和竖脊肌在引力作用下形成的？

答：人类在胚胎晚期和新生儿期，整个脊柱中有一个向后凸的曲度，头和膝相接近，呈虾米状，脊柱没有侧曲。在婴儿6个月左右开始坐位时，在引力作用下，就形成了腰椎向前凸的曲度（图76）。当1周岁站立行走后，由于腰大肌的牵拉作用，逐渐形成腰曲，在脊柱前后纵韧带和竖脊肌的引力作用下，为了维持脊柱地球引力中轴平衡而逐步形成颈曲（图77）。

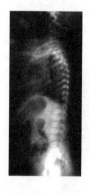 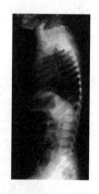

 6个月儿童（女）开始坐、爬的脊柱侧位观

 12个月儿童（女）站立习步的脊柱，腰曲形成，颈曲出现

（郭勇飞、杨思）

72. 为什么说椎曲论是脊柱运动力学研究的突破？

答：韦以宗教授等在研究中发现，人类的椎曲形成是为了适应坐立、站立行走等功能需要，在出生1周岁左右至20多岁的生长发育中，逐步塑形而形成的。脊柱在形成颈曲和腰曲的同时，脊椎骨为顺应地心吸力的纵轴应力，逐渐形成上小下人的塔形结构（图50）；椎体的骨骺软骨环也由于椎曲的形成，在行走跳跃的振荡效应力作用下，逐渐在颈曲、腰曲处形成前宽后窄。骨骺软骨环是椎间盘纤维环附着点，所以，围绕髓核的纤维环在颈腰椎曲部位也是前厚后薄。另一方面，自胚胎第3周体节形成后，逐渐随椎骨之间椎间隙的出现，髓核即稳定发育于椎间隙中间位置。这个位置稳定到出生后至1周岁站立之前。当人体站立行走，颈、腰椎曲出现，髓核在脊椎椎间隙的位置随椎曲应力发生位移，即逐渐移至椎间隙的前缘。腰曲的形成决定了腰椎间隙和椎间盘的前宽后窄，也决定了椎间盘在椎间隙内所承受的压力的大小；决定了椎间孔的大小及方位，决定了腰椎管的大小和容积。一旦椎曲发生紊乱，椎间隙和椎间盘的前宽后窄的形状就会改变，椎间孔的大小及方位也会改变，腰椎管的大小和容积就可能改变，脊神经根与脊髓的夹角关系就会改变，椎旁的有关软组织的张力、形态及相互之间的平衡关系就会改变（图69），脊柱的运动功能就会受到影响，就可能会出现脊源性疼痛和脊柱相关疾病等问题。另外，西方力学中，三维空间、六个自由度是机械力学，没有涉及万有引力，并非运动力学。目前在医学界，对脊柱运动力学的研究还是空白，中国整脊学提出椎曲论为主的理论，填补了这方面的空白，是脊柱运动力学的突破。

（郭勇飞、钟火林）

73. 为什么说椎曲论成为中国整脊的核心理论?

答：椎曲决定了椎管的大小、神经根孔的大小、方位以及颈椎椎动脉的走向。椎曲也决定了脊柱的八大活动度，特别是旋转度，受椎曲影响最明显。椎曲一旦发生变异，椎体及关节突关节必然产生位移，如此带动椎间盘纤维环的扭曲或撕裂，椎间盘突出，神经根、椎动脉受损，严重的椎管狭窄会压迫脊髓。因此，椎曲改变是脊柱所有伤病的病理基础（图58）。观察椎曲已成为临床诊断、治疗脊柱劳损疾病的客观指标。在治疗上，如果能使椎曲恢复，则症状体征随之消失，而且复发率也低。颈腰椎曲既是生理的表现，也是病理的基础，同时还是诊断的依据和治疗的目标。唯椎曲论明确了中国整脊学的治疗原则是以调曲为主。椎曲论的发现和应用，使整脊临床产生质的变化，一改既往对颈腰痛做对症治疗的现象，进而审因论治，整体提高临床的诊断水平和治疗效果。所以说，椎曲论是中国整脊的核心理论。

（郭勇飞、钟火林）

74. 为什么韦以宗说脊柱圆运动规律是人类与 四足哺乳动物的区别？

答：四足动物的颈椎虽然和人类一样有7块，但形态结构与人类不同。椎体之间有前、后关节突，即上下组成四个关节突关节，椎体上凸下凹，前低后高的斜面（图78）。因此，没有人类的颈4~5椎前凸的颈曲。四足动物整个颈椎几乎是直线运动，与头及胸椎相连如"Z"状（图79），大范围的屈伸主要发生于颈6~7及胸椎相邻之关节，胸椎有向背之椎曲，其曲度延续至尾椎。人类新生儿脊柱无颈曲、腰曲，与四足哺乳动物是一样的。6个月坐立后出现腰曲，1周岁站立行走后，由于腰大肌的牵拉作用，腰曲逐渐加大，然后在脊柱前后纵韧带和竖脊肌的引力作用下，为了维持脊柱地球引力中轴平衡而逐步形成颈曲。人类站立行走

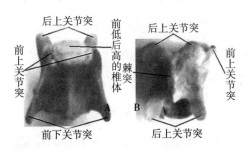

图78 四足动物羊的颈椎骨（A.前面观；B.背面观）

后，椎体产生屈伸、伸缩、旋转、侧弯运动是为了适应劳动的需要。所以说，脊柱圆运动规律和椎曲形成是人类与四足动物的根本区别。

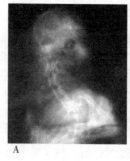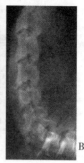

A　　　　　　　　　　B

图79　四足动物狗（A）和羊（B）的颈椎X线片

（郭勇飞、钟火林）

75. 为什么脊柱四维弯曲体是运动力学的结果？

答：在人体运动力学中，骨骼是力的杠杆，关节是力的支点，肌肉是力的动力。整个脊柱运动力学的结构分为整体的四维弯曲体和局部的四维结构。在数学中，一维代表直线，二维代表平面，三维代表立体空间。四维弯曲体中的"维"不是数学含义中的"维"，而是维系的意思。在身体直立平衡状态下，脊柱重心从外耳门平面经枢椎齿突、第2胸椎椎体中心，再经第5腰椎后1/3到骶椎前面，在这个中轴线上颈椎前弯、胸椎后弯、腰椎前弯、骶椎后弯，形成四个弯曲（图35）。四维的"维"是指四个方向维系脊柱的稳定，而并非现代物理学所指的四维空间。正常人出生时脊柱没有侧曲的，脊柱矢状面上的弯曲是人类站立行走后形成的。

（郭勇飞、钟火林）

76. 为什么习惯用右手的人，上段胸椎有向右5°的侧弯？

答：人的脊柱从整体而言，类似四根绳子拉紧的弹簧（图80），人体通过控制这四根绳子的松紧使脊柱完成前屈、过伸、左右旋转和左右侧屈的运动。正常的脊柱没有侧弯，上胸椎常有一轻微侧弯，习惯用右手的人凸向右，习惯用左手的人凸向左，此侧凸在5°以内（图81）。

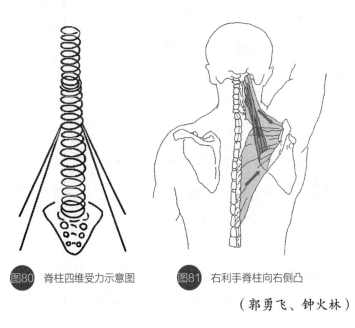

图80 脊柱四维受力示意图　　图81 右利手脊柱向右侧凸

（郭勇飞、钟火林）

77. 人站立在地球上，脊柱矢状面（侧面）中轴垂线经过哪些椎体，为什么？

答：人在站立时，由于地球引力的作用，脊柱矢状面中轴线经枢椎齿状突、第 2 胸椎前方，第 12 胸椎椎体中心，再经过第 5 腰椎后缘到骶椎前面，生理颈曲顶是第 4、5 颈椎间，胸曲顶是第 6~9 胸椎间，腰曲顶是第 3 腰椎，按此标准，在脊柱矢状面作几何平面图，沿运动枢纽力的作用线延伸，从脊柱四大弯曲来看，四个运动枢纽是四大弯曲的延伸点，也即弯曲力线的起点，如颅椎枢纽，其传导力线延伸至第 5 颈椎前缘（AC 线），而以第 7 颈椎为中心的颈胸枢纽，其传导力上延伸至第 5 颈椎与上一延伸线交叉，下延伸至胸 8，与下一延伸交叉（CD 线），而以第 12 胸椎为中心的胸腰

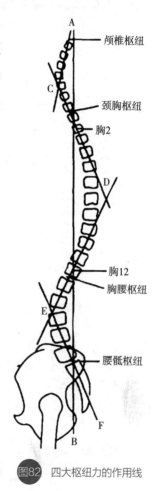

颅椎枢纽

颈胸枢纽

胸2

胸12
胸腰枢纽

腰骶枢纽

图82 四大枢纽力的作用线

枢纽，上可延伸至第 8 胸椎与上延伸线交叉终点，下可延伸至第 3 腰椎前缘（DE 线），与以第 5 腰椎和骶椎关节为中心的腰骶枢纽的上延伸线（EF 线）交叉（图 82）。力的方向是力的三大要素之一，通过力的作用点沿力的方向所作的直线为力的作用线，四大枢纽力的作用线如图所示，各枢纽力的作用线通过的椎体，是四大枢纽力的作用线的延伸，从 X 线片可以观察到，脊柱的曲度改变和侧弯，基本是按枢纽力线改变的，枢纽力的作用线是中医整脊手法主要的力学依据。

（郭勇飞、钟火林）

78. 为什么说脊柱圆运动主要是引力？

答：《易经》阐发了"脊柱圆运动"离不开宇宙的运动规律，在人体脊柱而言，脊柱运动的 4 个方向及 8 个活动度，脊柱关节的四维组合，脊柱轮廓四维结构及脊柱四个弯曲，都是围绕一个轴心的圆运动，而宇宙中的运动规律，任何地球的运动都离不开地球引力，包括脊柱的圆运动。人类站立在地球上顶天立地，靠的是脊柱。脊柱在地心引力下有一中轴线（圆心线），正面观：上起自齿状突，下至骶椎中点；侧面观：上自齿状突前缘，经过第 2 胸椎前缘；下通过第 12 胸椎中间，下达第 5 腰椎后缘（图 82）。脊柱无论如何侧弯，均需维持此中轴圆心线，而腰椎是基础，腰椎椎曲改变则颈椎椎曲同时改变，所以脊柱圆运动主要是依靠地球引力来完成的。

（郭勇飞、钟火林）

79. 为什么说脊柱圆运动规律决定了脏腑序列？

答：从解剖上来看，横膈以下脏器，肝、胆、脾、胃、胰腺、大小肠、子宫等脏器的维系韧带附着于后腹膜，后腹膜的形态是根据腰椎曲度排列的（图83）。腰曲的形成，是6个月左右开始会坐后逐步形成的，在脊柱轮廓平行四边形应力作用下，为保持中轴平衡，腰椎的活动是围绕中轴线为轴心的运动，故脊柱圆运动规律决定了脏腑序列。

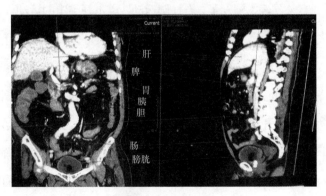

图83 横膈以下脏器

（郭勇飞、钟火林）

80. 为什么说脊柱圆运动决定了四肢运动?

答：按《易经》圆运动规律，脊柱四维结构，八个方向活动都是以脊柱中轴垂线为轴心运动的四维组合，也就是骶椎、腰椎、胸椎任何一组偏移轴心倾斜，则相邻一组必须反向倾斜（图41）。脊柱圆运动核心就是离心力，围绕中轴运动，不能偏离轴心，以维持中轴平衡，这也是绕轴心运动的圆运动规律。而人体的四肢运动是围绕中轴线为轴心的运动，故脊柱圆运动决定了四肢运动。

（郭勇飞、钟火林）

81. 为什么韦以宗教授说"腰椎不正、胸椎不应、颈椎不稳定"?

答：生理状态下，脊柱围绕脊柱旋转轴的垂直力线的左右平衡旋转，产生脊柱的正常运动，如果腰椎发生病理改变，例如，腰椎向右旋转，向左侧弯，偏移了躯体的生理旋转轴，躯体为保持直立的垂直力线的旋转轴，下段腰椎反向右侧弯，致上段腰椎又反向左侧弯，致颈椎以维持垂直力线的旋转而倾斜，头颅则在寰枢关节调整下，保持与骨盆骶骨的中轴力线平衡。这在青少年特异性脊柱侧弯症表现较为典型（图41），所以韦以宗教授说"腰椎不正、胸椎不应、颈椎不稳定"。

（郭勇飞、李影）

82. 为什么说人体会呈现三大圆筒运动？

答：中医学认为，盖有诸内者，必形诸外。意思是人体内部结构的变化，在体表必定有相应的表现。从躯干整体观察脊柱，脊柱支撑着头颅，维系支持由12根肋骨和肩胛、胸骨、锁骨组成的胸廓，下由骶椎及与骶椎相连接的髂骨组成的盆腔。而脊柱是人体运动的中枢，脊柱的运动是以脊柱为轴心支柱，通过头颅、胸廓、盆腔的互相协调和相互制约来完成伸缩、俯仰、旋转、侧屈等自由运动。结合体相观，如果将躯体比作圆筒状，则外部结构分别为头颅、胸廓、盆腔三个圆筒，所以说人体会呈现三大圆筒运动（图31）。

（郭勇飞、李影、李雪玲）

83. 为什么脊柱运动首先表现在三个圆筒？

答："三个圆筒"是指头颅、胸廓和盆腔，动态观察人体脊柱的运动，首先是由"圆筒"发起，什么意思呢？首先我们要明确，脊柱的运动是以骨骼为杠杆、关节为支点，肌肉为动力而发起的。观察我们的脊柱，在肌肉的作用力下，我们转动头部，就能带动颈椎的上段，而胸廓的运动则能带动颈椎的下段、胸椎以及腰椎的上段，我们运动骨盆，则能带动腰椎的下段，这样，脊柱就完成了伸缩、俯仰、旋转、侧屈等运动。由此可见，三个圆筒是脊柱运动的起点，脊柱运动首先表现在三个圆筒（图31）。

（郭勇飞、李影、李雪玲）

84. 为什么说脊柱运动是大圆筒带动小圆筒？

答：从正常人体脊柱外观可以看到，头颅、胸廓、骨盆为人体"三大圆筒"，各个椎体为"小圆筒"。中国整脊学明确指出了脊柱运动的公式：运动力通过三大圆筒作用于枢纽关节，再到各椎关节。动态观察脊柱运动可知，"三大圆筒"是脊柱运动的起点，在肌力的作用下，从圆筒发起运动，圆筒力作用于相应的枢纽（颅椎枢纽、颈胸枢纽、胸腰枢纽、腰骶枢纽），再通过这四大运动枢纽力的作用线到达的"小圆筒"——椎体，使椎体发生旋转、倾斜、侧弯或相互位移等运动。因此说，脊柱运动是大圆筒带动小圆筒（图31）。

（郭勇飞、李影、李雪玲）

85. 为什么枢纽关节能调控上下椎体运动？

答：枢纽，原指主门户开合之枢与提系器物之纽，用于指重要的部分，事物相互联系的中心环节。枢纽关节，顾名思义，就是指对周围组织结构起带动、制约等调控作用的关节。中国整脊学认为，人类的脊柱有四大枢纽关节，分别为：颅椎枢纽关节（寰枢、寰枕关节）、颈胸枢纽关节（颈7、胸1关节）、胸腰枢纽关节（胸12、腰1关节）和腰骶枢纽关节（腰5、骶1关节）。人体脊柱的各枢纽关节，均为颅骨及不同脊柱节段的交接处，如颅椎枢纽关节（寰枢、寰枕关节）为颅骨与颈椎交接处，颈胸枢纽关节（颈7、胸1关节）为颈椎与胸椎的交接处，胸腰枢纽关节（胸12、腰1关节）为胸椎与腰椎交接处，腰骶枢纽关节（腰5、骶1关节）为腰椎与骶椎的交接处。从力学角度看，各枢纽关节刚好是两个不同方向的力的瞬时转动中心，因此枢纽关节能调控上下椎体运动（图82）。

（郭勇飞、李影）

86. 为什么颅椎枢纽关节能调控颈椎运动?

答：颅椎枢纽关节是指由颅骨、第1颈椎（寰椎）和第 2颈椎（枢椎）构成的寰枕关节和寰枢关节（图84）。寰枕关节是由寰椎两侧侧块的上关节凹与相应的枕骨髁构成的椭圆关节，其在结构上是独立的，在机能上是联合的，两侧寰枕关节联合运动，使头部俯仰和侧屈。寰枢关节以齿状突为垂直轴进行旋转运动，使头连同寰椎绕齿状突做旋转运动。颅椎关节一方面使得颅骨和脊柱之间具有更大的运动范围，另一方面，其活动时又带动了颈椎的运动，因此说颅椎关节能调控颈椎的运动。

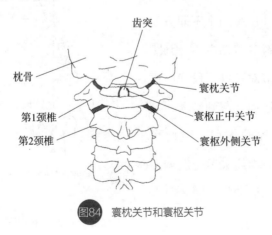

图84 寰枕关节和寰枢关节

（郭勇飞、李影）

87. 为什么颈胸枢纽关节能调控上段胸椎运动?

答:颈胸枢纽关节包括由第 7 颈椎椎体和第 1 胸椎椎体构成的椎体关节及第 7 颈椎下关节突和第 1 胸椎上关节突构成的关节突关节。从脊柱的解剖形态可知,脊柱具有四大生理弯曲,而颈胸关节(颈 7、胸 1)刚好是弧度向前的颈椎生理弯曲和弧度向后的胸椎生理弯曲的延伸交汇点,从力学角度来说,此处也是两个不同方向的力的瞬时转动中心。因此,颈胸关节对颈椎下段和胸椎上段的运动均起到带动、制约和调控的作用,由此可见,颈胸枢纽关节是能调控上段胸椎运动的(图 85)。

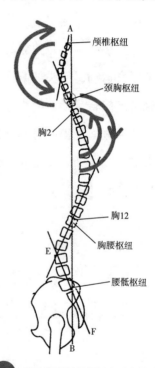

A
颅椎枢纽
颈胸枢纽
胸2
胸12
胸腰枢纽
E
腰骶枢纽
F
B

图85 颈胸枢纽关节调控上段胸椎运动

(郭勇飞、李影)

88. 为什么颈胸枢纽关节结构的特殊性利于颈胸关节的运动?

答:颈胸枢纽关节是由第 7 颈椎和第 1 胸椎构成的关节。在正常解剖上,颈椎具有棘突分叉,横突较短,且横突有孔,横突孔内有椎动脉走行,上下关节突关节面呈冠状等特点,但到第 6 颈椎开始,其形态已经向胸椎特点靠近,如棘突没有分叉,横突变长,第 7 颈椎横突孔内无椎动脉走行,下关节突关节面已出现内高外低的倾斜,已近似于胸椎的关节突关节"近似冠状"的结构形态。颈 7 椎体这种向胸椎靠近的"过渡椎骨"的形态结构,不同于颈椎,也不同于胸椎,它的特殊性,更利于颈胸关节的活动(图 86)。

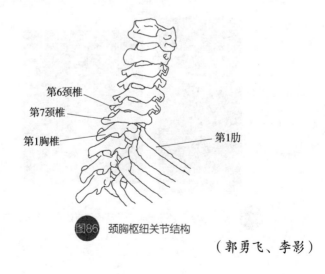

第6颈椎
第7颈椎
第1胸椎
第1肋

图86 颈胸枢纽关节结构

(郭勇飞、李影)

89. 为什么胸腰枢纽关节能调控下段胸椎和上段腰椎的运动？

答：胸腰枢纽关节包括胸 12、腰 1 椎体构成的椎体关节和由胸 12 的下关节突与腰 1 椎体的上关节突构成的关节突关节，该关节为"插榫关节"。由脊柱的正常解剖形态可见，脊柱中轴垂线通过胸 12 椎体，且胸 12、腰 1 是弧度向后的胸椎生理弯曲和弧度向前的腰椎生理弯曲延伸交汇点，由此可知，此处为多股力线的瞬时转换中心，其活动，对下段胸椎和上段腰椎起到带动、制约和调控作用，同时，胸廓的运动，也可以通过胸 12 的插榫关节，带动腰椎的运动，由此可见，胸腰枢纽关节能调控下段胸椎和上段腰椎的运动（图 87）。

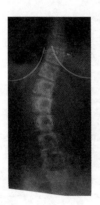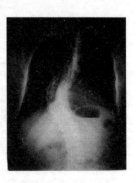

图87 女，18岁，腰椎侧弯至胸腰枢纽开始胸椎反向侧弯

（郭勇飞、李影）

90. 为什么说胸腰枢纽关节结构的特殊性有利于调控腰椎运动时脊柱的平衡?

答：胸腰枢纽关节是由胸12和腰1椎体构成的关节。由正常的胸12椎体解剖形态可以看出，其为一过渡椎骨，即在解剖形态上已向腰椎形态改变，其上关节突面朝向后外侧，为胸椎型，而下关节突关节面突向前外侧。众所周知，相对于腰椎，胸椎因为有肋骨固定，旋转功能非常小，而胸12下关节突的形态改变，标志着自非旋转到旋转功能的突然转变。而另一方面，胸12和腰1之间是一个特殊化的"插榫关节"，即胸12椎体的下关节突被腰1椎体的上关节突外侧的乳突所形成的插榫所紧握（图15）。这种特殊的结构，有利于制约和调控腰椎的过度侧弯，并在重力作用下，维持脊柱的平衡。

（郭勇飞、李影）

91. 为什么腰骶枢纽关节能调控腰椎运动?

答：枢纽，指事物相互联系的重要环节，即关键部分。腰骶枢纽关节是由第5腰椎和第1骶椎共同构成的，其中包括椎体关节和关节突关节两部分，是人体脊柱四大枢纽关节之一。它是腰椎、骶椎完成前后屈伸、左右侧弯、左右旋转、上下伸缩等八大活动的重要力学结构。同时也是腰椎、骶椎活动的枢纽关节，对腰椎、骶椎的运动起到带动、制约和调控的作用。腰骶枢纽关节与其他椎体间关节相比，区别在于枢纽关节承受着人体重量的承担和传导的作用，也承担着脊柱运动时椎体上下的协调和制约的作用。当人体下肢活动时，各种力传导到骶髂关节及周围相关韧带，再通过前纵韧带、髂腰韧带等结构调控腰椎的协调运动，使人体保持平衡状态（图22）。所以说，腰骶枢纽关节能调控腰椎运动。

（郭勇飞、许运坚、莫鑫中）

92. 为什么腰骶枢纽关节的运动结构有特殊性？

答：腰骶枢纽关节的结构包括第5腰椎和第1骶椎。其动态关节包括椎体关节和左右关节突关节，它们共同构成三角力学关系，旋转运动时伴有脊柱的倾斜运动。第5腰椎椎体相对粗大，横突坚固，有大量的肌肉韧带附着于此处。其中作用最大的为髂腰韧带，而第5腰椎以髂腰韧带与髂骨连接。第1骶椎椎体宽阔平整，是为了适应人体的负重要求。二者联合形成腰骶角（为腰椎生理曲度常用的描述参数之一），是人体躯干应力的集中点，也是腰骶椎曲度的衔接点。

这个枢纽关节是人体躯干和下肢的连接桥梁，负重较大，活动较多，而且是活动的腰椎到相对固定的骨盆的衔接结构。我们下肢和骨盆的活动，可经腰骶关节作用于腰椎，比如骨盆的倾斜可导致腰椎或胸椎的变形。正因为负重大、活动多，在临床上此关节较易出现"椎间盘突出"和"椎体滑脱"等病变，所以下腰痛患者特别多（图58）。

（郭勇飞、许运坚、莫鑫中）

93. 为什么脊柱侧弯必须维持一个中轴线？

答：人类从爬行到逐渐站立行走，改变了脊椎动物遗传基因决定的椎曲形态，出现了腰曲和颈曲。由于地心引力的影响，人类站立或行走时，为了保持人体的平衡，人体中轴线（重力垂线）必须与地心引力的方向一致。当人类脊柱因发育或疾病而出现椎曲异常、侧弯改变时，人体为了避免或减轻局部神经根所受到的刺激，适应性地自我代偿，从而出现了相应的脊柱椎体的椎曲异常（椎曲变小、变大）或侧弯。经临床验证，当腰椎向左侧弯时，胸椎则必然向右侧弯，以保持人体的重心在中轴线上。同理，反之亦然（图41）。

（郭勇飞、许运坚、莫鑫中）

94. 为什么上段颈椎旋转侧弯会导致寰枢关节错位?

答：人类在身体直立平衡的状态下，脊柱的重心线（中轴垂线）是自枢椎齿突，经第 2 胸椎前方，到第 12 胸椎椎体中心，再经第 5 腰椎椎体后缘到达骶骨的前面，将脊柱承受的重量传到骨盆及下肢。根据传导规律，在正常颈曲下，头颅圆筒传导下来的重量经过颈椎全段才能向下传达，这个过程就需要进行力的方向的改变，从而使重力更好的传导。

颅骨与寰枕组成颅椎关节，对颈椎运动有带动和制约作用，能使颅骨和脊柱之间有更大运动范围。附着于头颈部的肌肉通过寰枕关节、寰枢关节带动颈椎的所有运动。比如我们日常做"扭头转颈"动作时，就是在头颅的带动下，通过颅椎枢纽关节，使力的方向线上的颈椎（即第 1 颈椎到第 5 颈椎）侧弯和旋转，从而获得更大的"扭头转颈"角度。当颈椎发生旋转侧弯时，原有正常的力线发生改变，人体为保持平衡状态，代偿性地反向调节，使头颅圆筒向相反方向旋转倾斜，久而久之，必然导致寰枢关节的紊乱、错位（图 88）。

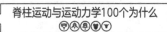

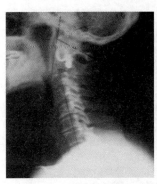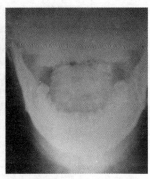

颈寰轴角变小，颈曲变直，枢椎侧偏

 寰枢关节紊乱

（郭勇飞、许运坚、莫鑫中）

95. 为什么上段胸椎旋转侧弯会导致颈椎反向旋转侧弯？

答：按照脊柱侧面观的几何平面图，沿着颈胸枢纽关节力的方向作用力延伸，颈胸枢纽关节的力向上可达第6颈椎、第7颈椎，向下可以达到第7胸椎。这枢纽关节也是我们脊柱旋转运动时的力的拐点，这一拐点的改变会导致脊柱的侧弯和椎体曲度的紊乱（图89）。当上胸椎发生旋转侧弯改变时，人体为了维持脊柱的力学平衡，通过颈胸枢纽关节的调控作用调节颈椎，使人体能维持其中轴垂线，亦满足直立行走的平衡需求。在临床上，从X线片上可以观察到，脊柱的曲度改变和脊柱侧弯，均是根据这个传导力线改变的。这一力线

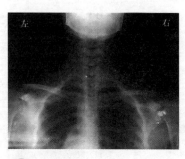

图89　胸椎向左侧弯，颈椎向右倾斜

是临床运用整脊手法治疗的主要依据。

（郭勇飞、许运坚、莫鑫中）

96. 为什么腰椎旋转侧弯会导致下段胸椎反向旋转侧弯?

答：按照正常人的脊柱侧面观的几何平面图，沿着枢纽关节的力的方向延伸，胸腰枢纽关节力的方向线向上可达第8胸椎，向下可达第3腰椎。当腰椎做旋转侧弯运动时，受到胸腰枢纽关节的调控，机体为了维持脊柱中轴力线平衡，枢纽关节会反方向调控，下段胸椎反向旋转侧弯以维持脊柱力学平衡。当腰椎旋转侧弯出现时，这个力的方向线亦会发生改变，脊柱旋转拐点（力的方向的转换位置）亦会发生改变，最终可导致下段胸椎反向侧弯，严重者出现临床症状（图90）。

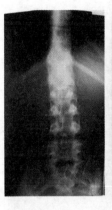

图90 腰曲加大，腰椎侧弯，至胸椎枢纽，胸椎反向侧弯

（郭勇飞、许运坚、莫鑫中）

97. 为什么骶椎旋转倾斜会导致下段腰椎反向旋转倾斜？

答：人类正常健康的情况下，人体重力线经过腰骶枢纽关节。在脊柱侧面观的几何平面图上作力线的延伸，向上可达到第3腰椎，向下可达到尾椎。第3腰椎承接上段腰椎传导下来的力，并改变力的方向，使得力转向腰骶枢纽关节。在下腰段受力时，利用骶椎尾椎的肌肉韧带的作用力，使得脊柱保持直立、平衡。当骶椎发生旋转倾斜时，正常的力线拐点也发生了偏移，人体为维持积极的力学平衡，在腰骶枢纽关节的调控作用下，下段腰椎会出现反向旋转倾斜。比如在临床上的"长短腿"患者，因为一侧下肢短缩，导致骨盆及骶椎向患侧倾斜，下段腰椎必向相反方向倾斜（图91）。

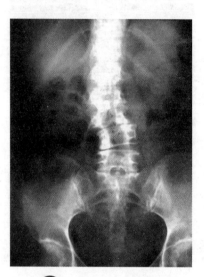

图91 骨盆倾斜，腰椎侧弯

（郭勇飞、许运坚、莫鑫中）

98. 为什么说人类脊柱轮廓侧面观呈平行四边形?

答：四足哺乳动物的脊柱轮廓动力图是长方形的。人类在出生后，1周岁开始站立行走，逐渐进化，成为双足站立的平行四边形。首先从脊柱骨性结构看，第1~5颈椎力线向前，第6颈椎到第7胸椎力线向后，第8胸椎到第3腰椎力线向前，第3腰椎下至尾椎力线向后，这些结构的力的方向线决定了躯干的四边形结构。联合前方的胸骨及腹直肌，共同构成了平行四边形的形态。根据平行四边形法则，这决定了人类的胸廓呈"漏斗形"存在。经现代研究证实，脊柱的结构和运动是按平行四边形的轮廓应力达到平衡的。人类从爬行到直立行走的进化过程中，为了达到直立平衡状态，脊柱前后的肌肉韧带也逐渐按平行四边形的力学原则逐渐进化，其分布和走向也是按此轮廓动力方向，久而久之，脊柱轮廓侧面观则呈现平行四边形，其轮廓动力结构主要依靠躯干的肌肉组成，包括颈胸维、颈背维、腰腹维和腰背维等（图92）。

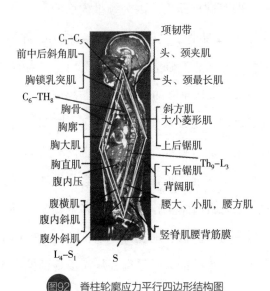

图92 脊柱轮廓应力平行四边形结构图

（郭勇飞、许运坚、莫鑫中）

99. 为什么从矢状面（侧面）看颈1~5向前？是什么肌力维持其平衡？

答：现代研究证实，颈曲的形成是以腰曲为基础的。人类在活动时，在前后纵韧带的作用下，躯体为了保持平衡，脊柱需要维持人体重心在中轴垂线上，故出现了颈椎曲度。颈椎前面左右分布有前、中、后斜角肌，构成颈椎前"二维"，颈后面左右各有肩胛提肌、斜方肌，构成后"二维"（图6）。正常人的颈曲是向前凸出。因为颈椎前面的前、中、后斜角肌附着在第1、2肋骨上，提供强劲的支撑力，维持了第1~5颈椎的力线。旁边更有强大的胸锁乳突肌，二者联合维持颈椎力线，为头颅提供足够的支撑力，维持颈椎的平衡与稳定。人体脊柱运动时，健康人在自然状态下，腰部向前屈曲，颈部也随着向前屈曲，腰部后伸，颈部也同样后伸。当腰椎曲度正常，则颈椎曲度亦正常。随着社会的发展，智能手机的普及，大多数人群日常工作和生活更多依赖于手机。经常性的超负荷低头劳作，极大地加重了颈椎负担，破坏了颈椎原有"四维结构"维持的力学平衡，从而出现颈椎椎体曲度的紊乱，引发一系列相关症状。

（郭勇飞、许运坚、莫鑫中）

100. 为什么从矢状面（侧面）看腰椎上段向前？是什么肌力维持其力学平衡？

答：当婴儿 6 个月后开始坐立，在躯体的重力作用下，人类脊柱的腰椎向前的曲度逐渐形成。在这一过程中，位于人体脊柱前方的腰大肌起到了决定性的作用。由于腰大肌（起于腰椎前缘，附着于股骨小转子）的牵引作用，腰椎椎间隙逐渐出现前宽后窄的形态，这使得整体腰椎向前凸，形成腰椎向前的曲度。

人类的脊柱就好像"四根绳子拉紧的塔"。在腰椎，分布有位于脊柱前方左右两侧的腰大肌和后方左右两侧的竖脊肌等肌肉，共同形成腰椎直立平衡的"四维结构"（即"四根绳子"）。虽然腰椎椎曲向前凸出，且上段腰椎的活动范围较下段腰椎大，但是，腰椎在这一四维结构和前宽后窄的椎间盘及前纵韧带的共同作用下，维持了腰椎的动态和静态下的力学平衡。当人体"四维结构"中任何一维出现异常，则会导致脊柱的旋转侧弯等异常（图 36）。

（郭勇飞、许运坚、莫鑫中）